寿命を延ばす！

腸を温める食事

松生クリニック院長　松生恒夫

はじめに

「腸活」がブームになって、しばらくたちます。

おかげで、腸の働きや腸内環境の重要性が広く知られるようになり、テレビやインターネットなどで、さまざまな腸活の方法が紹介されるようになりました。

実際に、腸活を試されている人がふえてきているのも事実でしょう。それは喜ばしいことに違いありません。

しかし、その腸活がじゅうぶんな実を結んでいるかというと…。

私は30年以上にわたり、5万人以上の大腸内視鏡検査を行い、患者さんの腸を観察してきました。かつ、専門医として、臨床の現場で患者さんのおなかを日々診てきた経験を踏まえていえば、残念なことに、**日本人の腸は腸活ブーム以降もあまり改善されていません。**

それどころか、悪くなる人がふえている。そんな実感があるのです。

内視鏡から見えてくる皆さんの腸の状態が、全体として、明らかに悪化してきているからです。

便秘や**下痢**、**ガス腹**、**おなかの張り**といったおなかのトラブルを訴える人もふえ続けています。さらに、**潰瘍性大腸炎**や**クローン病**といった腸の難病が増加していることや、**大腸ガン**がふえ続けていることも、いい添えておかなければなりません。

腸活がブームとなり、腸の健康に関心を持つ人がふえているにもかかわらず、こうした事態が進行しつつあるのは、なぜでしょうか。

それには理由があると、私は考えています。

理由は３つ考えられます。

①食事内容の大きな変化
②腸活にかかわる誤解
③深刻な腸冷えのリスク

それぞれについて、お話ししましょう。

①食事内容の大きな変化

私たちの食生活は、この50年余りの間に大きく変化しました。本書で詳しくお話しすることになりますが、食事が欧風化し、食物繊維や発酵食品の摂取量が大きく減少しました。

こうした大きな食のスタイルの変化が、腸にも大きな悪影響を及ぼしています。腸内環境が悪化し、それが腸の不調や、さまざまな腸トラブルへとつながっているのです。かつては、日本人の腸内環境は良好なものだったと推察されますが、その大切なベースの部分が食の変化によって脅かされ、壊されつつあるのです。

②腸活にかかわる誤解

ブームとなった**腸活自体にも問題があります**。

腸に関する健康情報が多量に流れるようになり、多くの人が腸の働きに関心を持つようになったのは、確かに素晴らしいことです。しかし、その膨大な情報のうちには、誤った情報も多いのです。腸の常識として、多くの人に知られている情報にさえ、厳密には正しくないものがあるのです。

一例を挙げれば、健康によいとされる玄米。玄米は、健康によい有効成分を非常に多く含んでいるのも事実ですが、その反面、消化が悪く、**玄米を食べることが胃腸の負担にな**

る人が少なからずいらっしゃるのです。

このように、腸によいと思ってしていることが、実は、その人の腸の大きな負担となっているケースがあります。

つまり、正しい情報に基づいた腸活を実践しなければ、かえって弊害ともなりうるということです。

③深刻な腸冷えのリスク

もう1つ私が着目しているのが、「**腸の冷え（腸冷え）**」という現象です。

そもそも私たちの臓器は、冷えると機能低下が起こります。なかでも、**腸は冷えの影響を受けやすい臓器**です。当院の便秘外来には、全国から患者さんが訪れますが、冬の時期、ことに1~2月に、患者さんの数が急増します。冬の寒さで腸が冷えるため、腸トラブルが生じやすくなるためです。

そのうえ、腸が冷えて起こる「腸冷え」という現象の原因は、冬の寒さだけではありません。現代生活には、ほかにも腸を冷やす条件が揃っているからです。

夏の冷房や、**外気温との温度差**、**食事内容の変化**なども、それぞれ、腸へダメージを与えます。

本書では、このような食生活の欧風化や、誤った健康情報、腸冷えなどによって起こってくる、さまざまな腸トラブルを改善する方法を提案しようと考えています。

腸の働きをよくすることを妨げている問題を明らかにし、なぜ、そうなるかを示すことで、改善への道すじもスッキリと見えてくるはずです。

具体的には、**どんな食材がよくないか、代わりに、どんな食材が勧められるかを、科学的証拠を伴ったかたちでわかりやすく解説**します。

特に、**近年急増している腸冷えを解決するための方法を、レシピとともに提案する**つもりです。合わせて、**生活面での腸の働きをよくするポイント**もまとめています。実践していただければ、腸の働きがよくなり、多くの効果がもたらされると確信しています。

では、腸冷えを解消し、腸の働きを高めると、どんないいことが起こるでしょうか。

●便秘や下痢などの腸の不調の解消
●免疫力アップ
●大腸ガンの予防
●糖尿病や動脈硬化の予防・改善
●アンチエイジング・健康長寿の実現

便秘の人は生存率が低い

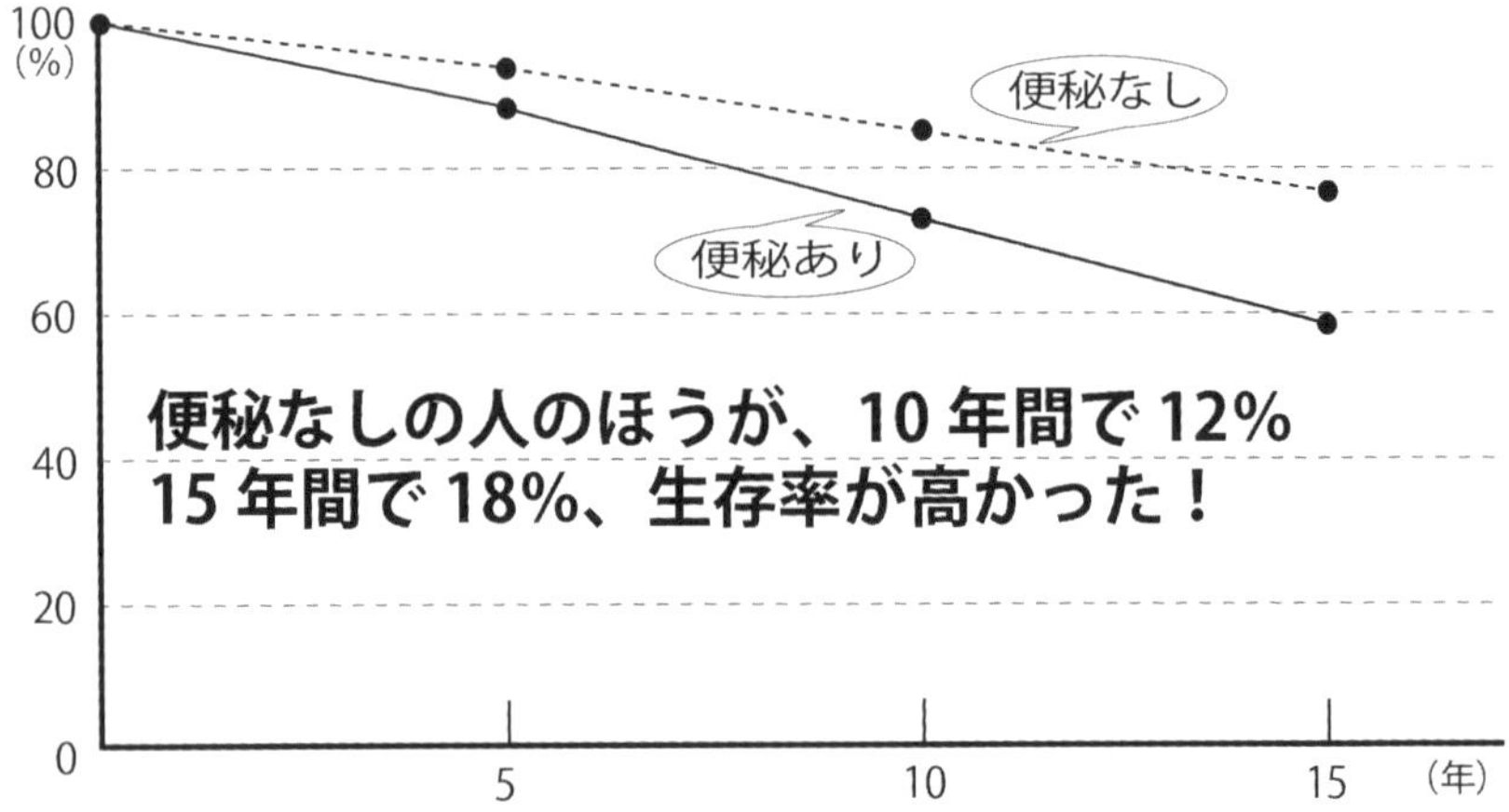

Chang J.Y. et al. The American Journal of Gastroenterogy. 105:822-832. 2010年

腸の動きが整うことで、**便秘や下痢、ガス腹**などの腸の不調、不快症状が改善されます。

腸内環境の改善は、**免疫力アップや大腸ガンの予防**にもつながります。しかも、それだけにとどまらず、腸内環境が改善され、整っていくにつれて、**糖尿病**などの生活習慣病や、**動脈硬化**といった健康の根幹にかかわる疾患・症状の予防・改善効果も期待できるようになるのです。

大腸ガン予防に加えて、糖尿病などの生活習慣病や動脈硬化の予防改善が実践できるなら、それは**元気で長生きすること**にもつながっていくでしょう。腸を整えることが、いかに健康長寿と密接に結びついているかは、本書のなかでも詳しくお話しするつもりです。

また、最近わかってきたのが、**「便秘になると**

寿命が短くなる」可能性があることです。アメリカのメイヨー医科大学のJ・Y・チャン先生らは、アメリカ・ミネソタ州に住む20歳以上の3993人を、慢性的な便秘があるかないかで分け、15年間にわたって調べました。すると、**慢性的な便秘がない人のほうが10年間で12%、15年間で18%、生存率が高い**とわかったのです（右のグラフ参照）。そのほか、**便秘のある人は、狭心症や心筋梗塞で死亡する危険性が1・45倍、脳卒中は2・19倍になる**という報告もあります。

腸冷えを改善し、腸の働きをよくし、腸を健康に、ひいては健康長寿の実現を目指すことは、決して難しい到達目標ではありません。

できることから始めましょう。始めやすいように、そして、続けやすいように、本書では、「**置き換え**」というかたちで具体的提案をしています。

どこから始めてよいかわからないと迷われたときは、私の提案のうち、まずは自分のできそうなもの、興味をひかれるものから始めてはいかがでしょうか。

２０２３年２月

松生クリニック院長　松生恒夫

寿命を延ばす！ 腸を温める食事　目次

カラー　腸冷えを取り寿命を延ばす！　腸の温めレシピ

第3章　腸活置き換え術　7つの提案&腸を元気にするベスト食材10

第4章　腸を温め、元気にする生活習慣9つのコツ

スタッフ
装丁・料理ページデザイン　横坂恵理香
料理写真　尾島翔太
レシピ考案・調理スタイリング　古澤靖子
イラスト　山川宗夫
編集協力　速水千秋
編集担当　小川潤二

第1章　腸冷えはこんなに怖い

私が腸冷えに注目する理由

現在、私たちの腸の働きを脅かしている有力な要因の1つが、「腸の冷え（腸冷え）」という現象です。

腸冷えとは、その名のとおり、腸が冷えることによって、腸の機能低下が起こることです。これが原因となって、さまざまな腸トラブルや不具合が起こってきます。

私は、専門医として、腸冷えが原因と思われる多くの患者さんの腸トラブルを診察してきました。そうした多くの患者さんの訴えを聞き、腸冷えに関するデータが集積されていくにつれて、腸冷え対策を打ち出す必要性を切実に感じるようになりました。

日本人の腸のあり方は大きく変化してきました。

その変化に多くの人が危機意識を持ったからこそ、腸活の重要性が叫ばれ、また、ブームとなったのだと考えられます。

この半世紀ほどの間に起こった食の大きな変化と、それによって生じた腸トラブルについても、これからお話しすることになります。ここで問題なのは、そのトラブルを改善しようとする腸活のやり方が、たとえ正しいものであっても、うまくいかないケースが、しばしばあるという点です。

そして、せっかくの腸活がうまくいかない主要な原因の1つが、腸冷えにあると私は考えています。

つまり、**腸が冷え切っていたら、いくら腸にいいことをしても、じゅうぶんな効果を発揮できないのです。**

そこで、まずは腸冷えについて、話を始めることにしましょう。

なぜ、あなたの腸は冷えるようになったのか
――腸冷えを引き起こすものとは?

まず、多くの人が腸の冷えに悩まされるようになった要因についてふれておきましょう。

それには、以下のような点が考えられます。

腸冷えの原因
①物理的な寒さ

②体を冷やしやすい生活習慣
③10℃の法則
④おなかを冷やしやすい食習慣（日本人の食の変化）
⑤運動不足

①物理的な寒さ

第一に、単純に冷やされることによる、腸の機能低下があります。

私のクリニックの便秘外来には、多くの患者さんが全国から訪れますが、冬になると、患者さんが明らかにふえます。特に気温が低下する1～2月の時期には、患者さんが急増します。年始年末の食べすぎや運動不足で腸が弱っているところに、ダメ押しとして冷えが加わって、腸トラブルが大発生するのです。

腸が冷えるのは、冬場だけではありません。

暑い時期になると、クーラーの効きすぎもおなかの冷えの原因となります。冷やしすぎたおなかが痛み出したり、さまざまな不調が起こったりします。

②体を冷やしやすい生活習慣

体を冷やしやすい生活習慣があれば、当然、腸にも影響が及びます。

若い女性などで、**足や腕を露出した服**を着るのが好きだったり、**おなかが出ている服**を着る機会が多かったりすれば、おなかが冷やされて、腸が冷えます。入浴は、湯ぶねにつからず、**シャワーだけ**という人もいらっしゃるかと思いますが、これもよくありません。

③10℃の法則

気温に関して、特に私が着目しているのは、急激な温度変化による影響です。季節の変り目で、**1日の温度変化が10℃以上になったり**、**夏や冬の時期、冷暖房の影響で室内と外気温の差が10℃以上になったりすると、腸に大きな負担がかかってくる**のです。私は、これを**「10℃の法則」**と呼んでいます。

腸に負担をかけないためには、室内と室外との気温差が10℃以上にならないように調節するのが、腸を守ることにつながります。

④おなかを冷やしやすい食習慣（日本人の食の変化）

近年の食生活の大きな変化も、腸冷えと密接に関連しています。**食物繊維の摂取量の減少**による腸内環境の悪化については後述しますが、一汁三菜であった**日本の伝統的な食の形態が変わった**点も見逃せません。**毎食のように、みそ汁などの温かい汁物が添えられていた伝統的な和食**の代わりに、ワンプレートの食事や、ジャンクフードを食べる人がふえました。昔に比べると、私たちは、温かい汁物を摂取する機会がかなり少なくなっています。

もちろん、いまでも温かいスープ類を飲む機会は少なくありませんが、決まって毎日みそ汁を飲んでいたような時代とはかなり差があることは間違いありません。この点でも、私たちの腸は温められる機会が減っているのです。

⑤運動不足

運動不足も、腸が冷える原因となります。

ことにコロナ禍以降は、**巣ごもり生活や仕事のリモート化**によって、自宅にひきこもる時間が多くなりました。通勤という運動手段が奪われてしまったため、運動不足に悩まされる人が激増しているのです。また、高齢者が感染をおそれて戸外に出る機会を失ってしまえば、それは如実に体にマイナスの影響を及ぼします。**若い人からお年寄りまで、ふだんの運動量が減っていけば減っていくほど、腸が冷えやすく**なります。

こうしたさまざまな環境条件や生活習慣、食習慣の結果として、私たちの腸は冷えてしまっています。

では、腸が冷えたら、何が起こるのでしょうか。

まず、腸の基本的な働きを確認しておきましょう

腸はどんな働きをしているか

腸は、大きく分けると、小腸と大腸という2つの部分からなります。小腸と大腸は、それぞれ、異なった働きをしており、その主な働きは5つあります。

小腸と大腸の仕事

❶消化

❷吸収

❸排泄

❹免疫
❺腸内環境の仕事

小腸は、十二指腸、空腸、回腸という部分からなります。腸には、食べ物の栄養素を体に吸収しやすい形に変える働きが備わっています。これが「消化」です。

消化は、口に入った段階から始まっており、まず唾液や胃の消化液によって、炭水化物やたんぱく質の一部が分解されます。胃から腸に進むと、炭水化物やたんぱく質に加えて、脂肪が分解されていきます。

吸収されやすい形へと分解された、食べ物の中の各栄養素は、小腸の中を移動しながら、腸の内側にある絨毛《じゅうもう》というヒダから体内へと「吸収」されていきます。

このように小腸のメインの働きは、食べた物を消化・吸収するところにあります。

小腸で栄養が吸収されたあとの食べカスが、ドロドロの液状になって大腸に送られていきます。

大腸は順に、盲腸、上行結腸、横行結腸、下行結腸、S状結腸、直腸からなり、大腸で

小腸と大腸（消化器系）

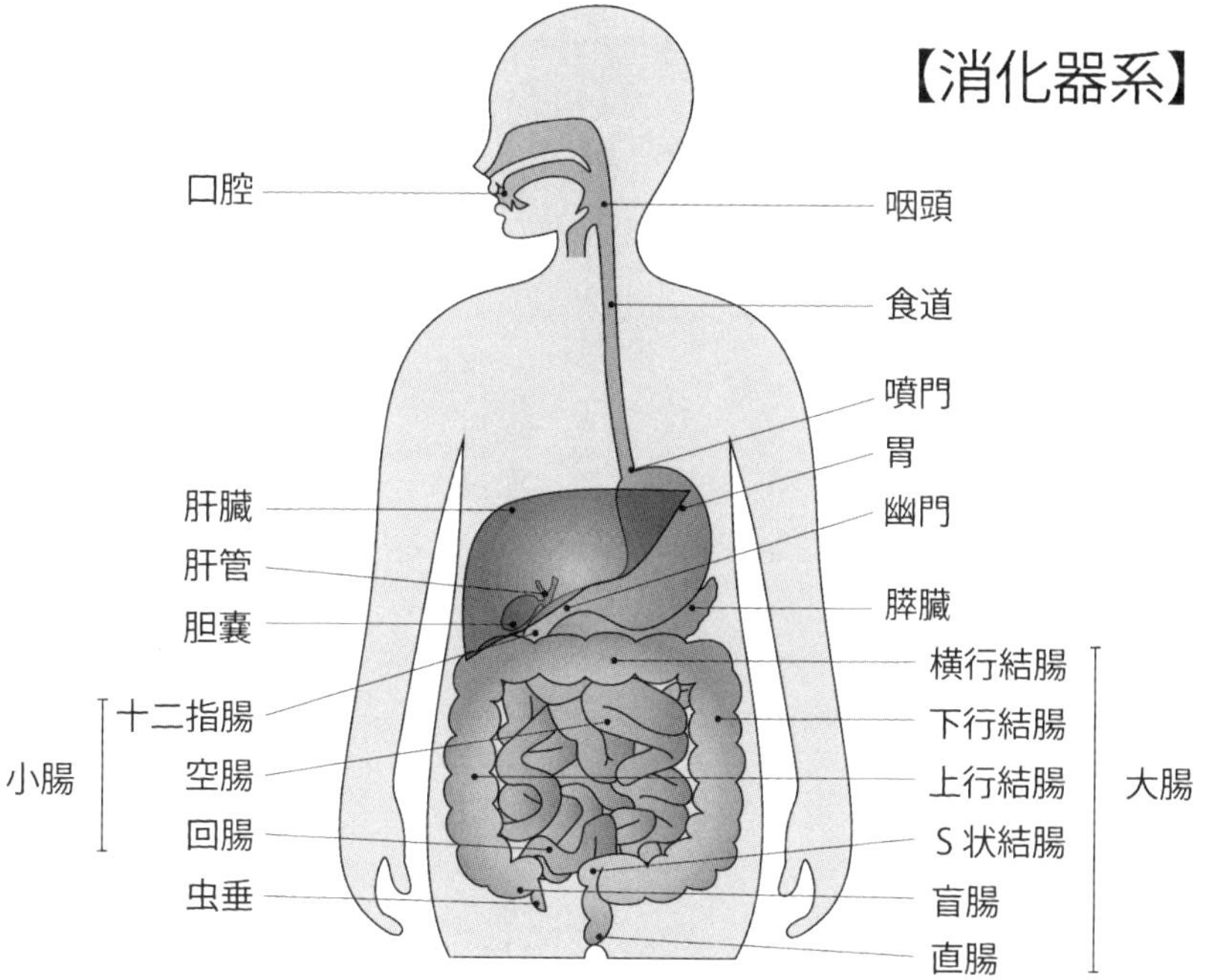

は、残りカスから、さらに水分やミネラルが吸収されていきます。大腸内を移動している間に水分が吸い取られて、残ったカスはしだいに固まって便となります。

ある程度の量がたまると、便意が起こり、排泄されます。食べ物の中に含まれていた、**食品添加物や残留農薬などの有害成分や、体内で生まれる毒素の多くも老廃物として大腸にたどりつき、便となって外に出されます。**

大腸の大事な役割は、便をつくり、排泄し、体の中の要らないものを外に出すところにあります。

また、小腸は、私たちの体の免疫機構を担う存在でもあります。食べ物といっしょにやってくる病原体と常に接するため、外敵の侵入を排除する免疫のしくみが働いています。この免疫細胞の約6割が小腸にあるのです。

一方、大腸には、非常に多くの種類の腸内細菌が生息し、腸内フローラを形成しています。腸内フローラの状態が、私たちの健康状態とも密接に関連しています。

まとめると、

小腸：食べ物を消化・吸収する、免疫機能の多くを担う

大腸：食べ物の残りカスから、水分やミネラルを吸収する腸内細菌が、腸内フローラを形成する

腸冷えが起こると、これらの働きに支障が生じることになります。

腸冷えが続くと、どうなる―自覚しやすい5つの不調

腸冷えが続くことによって、多くの体の不調が起こってきます。

その不調を、2つに分けて説明しましょう。1つが、具体的な症状として現われてくる

ため、「自覚しやすい症状」です。もう1つが、症状としては悪化するまで表に出てこないために、「目に見えず、自覚しにくい、やっかいな症状」です。

まず、自覚しやすい症状のリストは、次のようになります。

腸冷えによって起こる自覚症状

①停滞腸・便秘
②自律神経の不調による不定愁訴
③うつ
④肥満
④アレルギー症状
⑤腸の難病

それぞれについて、説明していきましょう。

腸冷えが続くと、どうなる―自覚しやすい不調①　停滞腸

第一に、腸が冷えることによって、端的に腸の動きが悪くなります。この現象を、私は

「**停滞腸**」と呼んでいます。現代人は、冷えのほかにも、さまざまな要因が重なって停滞腸が起こりやすくなっています。

停滞腸になると、排便のメカニズムがうまく働かなくなります。

口から入った食べ物は、胃で3～4時間、小腸で2～3時間かけて消化・吸収がなされると、大腸の入り口に到達します。胃に新たに食べ物が入ると、それが腸の刺激となり(「胃・結腸反射」)、大腸内に送られます。

この食べ物の残りカスは、ぜん動運動(消化物を肛門に送る動き)によって、さらに10～20時間かけて下行結腸まで移動します。その間に主に水分などが吸収され、固形の便になっていきます。最終的に便は直腸に送り出され、排便が行われます。

私たちの体には、このように便をつくり、排出させていくシステムが備わっています。しかし、冷えなどによって腸の働きが停滞すると、このシステムがきちんと働かなくなるのです。

そして、**便秘**や**腹痛**、**残便感**、**おなかの張り**や**ガスだまり**など、さまざまな不快症状が起こってきます。

また、大腸の働きが悪くなった影響で水分吸収がうまくいかず、逆に、**下痢**が引き起こされるケースもあります。

便秘はありふれた症状として軽く見られてしまうことも多い疾患ですが、決して軽視するべきでない症状です。便秘が続けば、本来排泄されるべき老廃物や有害物質が長く体内に留まることになりますから、その結果として、疲れやすくなり、肌荒れ、ニキビなどが生じてしまうことも珍しくありません。

腸冷えが続くと、どうなる─自覚しやすい不調②　不定愁訴

腸冷えが起こっているときには、全身も冷えています。最も自覚しやすいのは、手先、足先の冷えになるでしょうが、この手足の冷えは、もともと腸などの腹部の臓器を守るために生じている現象です。体でつくられる熱が足りないとき、手足などの末梢の血流を減らし、大事な腹部の血流を保とうとします。こうした防衛反応として、手先や足先の冷えが起こっています。

こうした体のシステムは、私たちの**生命活動を司る自律神経**によって営まれています。

自律神経には、**昼間に主に優位となり、活動をコントロールする交感神経**と、**夜間に主**

に優位となり、**休息やリラックスの神経である副交感神経**があります。腸が冷えているときは、交感神経が優位となり、手足の血管を収縮させ、これによって手足の冷えが生じることになります。

しかも、**腸の活動は副交感神経**によって営まれているので、交感神経が優位のとき、すなわち腸冷えのときには、そもそもおなかは働きにくくなっているのです。

逆に、腸冷えが起こっているときには、自律神経のバランスも乱れやすくなっており、自律神経が乱れたことによる、さまざまな不定愁訴も、腸冷えの不調といっしょに起こりやすくなっています。

例えば、**不眠やイライラ**、**うつ症状**などが該当する症状になります。

ほかに、自律神経の関連でいえば、ストレスによって自律神経のバランスが崩れたことで起こる代表的な腸の疾患として、「**過敏性腸症候群**」が挙げられるでしょう。

過敏性腸症候群は、検査をしても腸などに異常が見つからないにもかかわらず、腸が過敏になって下痢や便秘を起こす疾患です。便秘をくり返す便秘型、下痢をくり返す下痢型、便秘と下痢を交互にくり返す混合型があり、ストレス社会でしか起こりえないような、文字どおりの現代病です。

腸冷えが続くと、どうなる—自覚しやすい不調③　うつ

自律神経の話の関連から、腸と脳との関連について、さらにふれておきましょう。

腸は、脳と約２０００本の神経繊維でつながっていて、脳との綿密な連携が図られています。その連携が「**腸脳相関**」と呼ばれるものです。

不安や緊張が続くと、おなかが急に痛くなったり、おなかをくだしたりといった反応が起こってくることがあります。これも、**腸脳相関により、心理的ストレスが腸に影響している**ためと考えることができます。

こうした腸と脳の関連から、脳の不調が腸の不具合を引き起こすこともあります。

その代表的な症状が「**うつ**」です。うつになると、消化器系の不調、とりわけ便秘を訴える人が多く見られます。また、うつ病の患者さんが抗うつ薬を飲むと、副作用として、しばしば便秘が起こってきます。

逆に、腸冷えで腸の状態が悪く、慢性的な便秘に悩まされている人には、不眠やうつ傾向がよく見られます。高齢になると、この傾向は顕著になります。

うつ病の発症や症状の進行に関連していると考えられているのが、神経伝達物質である**セロトニン**です。セロトニンは、精神安定作用があり、「**幸せホルモン**」とも呼ばれています。この**セロトニンの減少が、うつの発症や進行に関与している**と考えられています。

このため、うつの治療にも、セロトニンを含んだ薬剤が活用されています。

このセロトニンの大半が、実は、腸でつくられています。

体内の**セロトニンの95%は腸、1%が脳、残りが腎臓や血小板**などでつくられているのです。ただし、腸でつくられたセロトニンは、脳の血液脳関門を通過することができないため、脳内に移行することができません。腸内のセロトニンは、腸の中で独自に活動していると考えられています。

うつには、脳内のセロトニン不足が影響していることがわかっていますし、うつ病患者さんに便秘が多いことも事実。両者の関係については、まだ、突き止められてはいませんが、いずれにしても、腸の不調は、脳と連動しているということを、ぜひ知っておいていただきたいのです。

腸冷えが続くと、どうなる──自覚しやすい不調④　肥満

腸冷えがあると、太りやすくなります。

これは１つには、腸冷えによって起こる便秘の影響です。便秘になると、物理的におなかに便やガスがたまるので、ダイエットしても、腹部の膨満感が解消しにくいのです。便秘が慢性化している場合、**むくみやすくなったり、太りやすくなったり**します。便秘の影響で代謝が衰えているためです。

腸内環境の問題が、肥満とかかわっていることも近年の研究でわかってきました。

アメリカの研究では、太った人の腸内細菌とやせた人の腸内細菌を、それぞれ、別の無菌マウス（腸内細菌のいないマウス）に移植したところ、**太った人の腸内細菌を移植したマウスだけが太った**と報告されています。

ヒトの腸内細菌を使った実験も行われ、マウスと同じ結果が出ています。

さらに、近年の研究によって、腸から分泌されるインクレチン（小腸の消化管から分泌されるホルモンの総称）の１つであるＧＬＰ－１というホルモンに注目が集まっています。

これは、いわゆる「**やせホルモン**」ともいわれる物質で、**小腸の下部から分泌され、すい臓からのインスリン分泌を促します**。

ＧＬＰ－１は、**食後血糖値の急上昇を抑制する**など、血糖値のコントロールに役立っていることがわかってきました。しかも、ＧＬＰ－１は**食欲を抑える効果もある**ため、掛け値なしに、私たちをやせさせるホルモンです。

このＧＬＰ－１の分泌の鍵となっているのが腸内環境なのです。このように、多くの面で腸の状態が肥満にも密接に関係しています。

腸冷えが続くと、どうなる―自覚しやすい不調⑤　アレルギー

現代では、多くの人がアレルギーに悩まされています。このアレルギー症状と腸内細菌が関連していることが明らかとなってきました。

腸内細菌は、善玉菌（ビフィズス菌や乳酸菌など）・悪玉菌（ウェルシュ菌など）・善玉、悪玉のどちらにもなりうる日和見菌（大腸菌など）の３つに分類することができます。腸内では、善玉菌と悪玉菌がたえず勢力争いを続けており、食事など、さまざまな因子の影

響を受けて、善玉菌が優勢になったり、逆に悪玉菌が優勢になったりしています。この善玉・悪玉の増減とアレルギー疾患が関連しているのです。

細菌やウイルスなどの外敵（「自分ではないもの」）が入ってきたとき、病気にならないようにこれらの「自分ではないもの」を攻撃し、体を防御するシステムが「免疫」です。アレルギー症状とは、外部から入ってきた「自分ではないもの」から自らを守るための反応であり、その免疫反応が過敏になって起こるものです。

アレルギーにかかっている患者さんの多くは、症状が出る以前から、腸内環境が悪くなっています。その多くが、腸内で悪玉菌が優勢な人であると報告されています。逆に、**善玉菌が優勢で、腸内環境が良好な人は、アレルギー疾患にかかりにくい**のです。

このため、**腸内環境を整えると、花粉症の予防にもなる**といわれています。

そこで腸冷えです。腸が冷えることで、腸の機能低下が起こります。そして停滞腸の状態になると、腸のぜん動運動が低下し、悪玉菌がふえてきます。すると、アレルギー疾患を発症したり、その症状が悪化したりするリスクが高まることになります。

腸冷えを解消し、腸内環境を整えることは、さまざまなアレルギー疾患の予防・改善に役立つ可能性があります。

腸冷えが続くと、どうなる―見えない4つの不調

腸冷えによる停滞腸に加えて、食生活の大きな変化による腸内環境の悪化は、私たちの生命を脅かす要因ともなっています。それは私たちの健康寿命にも影響を及ぼすことになり、さまざまな問題が起こっています。

しかもこれらの問題は、かなり悪化するまではっきりと自分では自覚できず、いわば、深く潜行したかたちで体の中で進行していくため、とてもやっかいです。

この目に見えない不調を、チェックしていきましょう。

腸冷えが続くとどうなる―見えない不調① 免疫力の低下

まず、腸の重要な働きの1つである免疫の機能です。

腸とは、口から始まって、胃、小腸、大腸と続き、出口である肛門までつながった、1本の管です（25ページの図参照）。

ですから、腸の内側というのは、文字どおり、内にある外界です。口から侵入してくる病原体やウイルスに、腸の内壁は直接、接することになります。このため、侵入する外敵に対する手厚い備えがなされています。

小腸には、ウイルスやガン細胞などの異物を排除する免疫細胞の６割以上が集まっています。このため、腸は、「人体最大の免疫器官」と呼ばれています。

腸管には、腸独自の免疫組織である**「腸管付属リンパ組織（ＧＡＬＴ）」**が発達しています。ここは、病原菌やウイルスなどの外敵と免疫細胞が出会う場所で、パイエル板などのリンパ組織があります。パイエル板の一部に、Ｍ細胞と呼ばれる外敵を取り込む細胞が点在し、**Ｍ細胞が取り込んだ外敵はＧＡＬＴ内の免疫細胞により排除**されます。

このように腸管免疫は、**細菌やウイルスといった外敵を排除する一方で、食物や腸内細菌などの安全なものは排除せずに取り込む**という仕事もこなしています。

腸内に到達した乳酸菌も、同じくＭ細胞から体内に取り込まれ、免疫細胞を刺激して免疫力の調節作用を発揮すると考えられています。

腸は、このように複雑な仕事をこなし、常に最前線で病気を防いでいるのです。

腸冷えなどによって、腸の働きが低下すると、この免疫の働きも低下します。その結果として、カゼ、インフルエンザやコロナ、腸炎などの感染症にかかりやすくなるのです。

腸冷えが続くとどうなる―見えない不調②　大腸ガンの増大

かつて、日本では胃炎にかかる人が多く、ガンは圧倒的に胃ガンが多かったものです。それが、50年ほど前の状況です。しかし、その後、食事の欧米化が進むとともに、腸の病気がふえて、それとともに大腸ガンがふえてきました。大腸ガンの死亡数は、1950年からの50年間で、**男性は約11倍、女性は8倍**までふえています。

日本人の死因の第1位はガンですが、ガンの種類で見ると、**大腸ガンは、男性で3位、女性では1位**になっています、女性の場合、大腸ガンが死因の1位になったのが平成15年。以来、ずっと1位をキープし続けています。

大腸ガンの発生部位は、肛門の手前の直腸と、その前のS状結腸が多いといえます。直腸とS状結腸は、便がとどまりやすいところです。ここに長時間便が滞留している状態、つまり、**便秘になっている期間が長いほど、大腸ガンのリスクが高まる**と考えられます。

体内で生まれた毒素の多くは、老廃物となって大腸に送られ、便として体外に排出されます。大腸では、留まっている間にどんどん水分が吸収されていきますから、便は肛門に近づくほど、有害物の濃度が上昇していくことになります。肛門近くのＳ状結腸や直腸では、高濃度の有害物が腸壁にふれることになります。便秘になればなるほど、有害物が腸壁にふれる時間が長くなるため、大腸ガンのリスクが高まってしまうと考えられます。

ガンは、私たちの体内で自分の正常な細胞が変化して生じるものです。細胞のガン化は、毎日、生じています。それらのガン細胞は、免疫細胞によって異物と見なされ、日々、排除されています。このため、ほとんどの場合、ガン細胞として大きく成長することはありません。

腸冷えや腸内環境の悪化によって生じてくる免疫力の低下は、当然ながら、ガンに対抗する力の低下を招き、ガンを生じやすくさせているおそれがあります。

腸冷えが続くとどうなる――見えない不調③
糖尿病の悪化と動脈硬化の進行

まず、日本人の糖尿病患者さんの寿命にふれておきましょう。

2001～2010年の10年間における日本人の糖尿病患者さんの平均寿命は、男性が71・4歳、女性が75・1歳（中村二郎愛知医大教授を代表とする研究チームによる全国調査からのデータ2017年）。これに対して、日本人の平均寿命は、男性80・98歳、女性が87・14歳ですから、**糖尿病になると、日本人全体の平均寿命よりも男性が約9・6歳、女性が約12歳も寿命が短くなる**のです。

糖尿病になると、明らかに寿命が短くなってしまうわけですが、これには糖尿病の発症や進行と、腸内環境とが関連していると考えられるようになってきました（前述したとおり、腸内細菌が産生する物質が血糖値のコントロールに欠かせないインスリンの分泌とも関連しているなど）。

逆にいえば、**糖尿病にならなければ、私たちは、寿命を10年延ばす**ことができるということになります。

さらに、動脈硬化にも、腸内環境が産生する物質が関連しているとわかってきました。

そもそも動脈硬化とは、動脈にコレステロールや中性脂肪などがたまることで、血管が硬くなっていく現象です。動脈硬化が進行すれば、心筋梗塞や脳梗塞などの、重大な心血管疾患につながっていくのですから、健康に長生きするためには、できるだけ動脈硬化を予防し、その進行を遅らせなければなりません。

この動脈硬化の原因となる物質を、腸内細菌がつくっていることがわかってきました。

それが、「トリメチルアミンオキシド」という物質です。

赤身肉などに含まれているコリンという物質を素材に、腸内細菌のうちの悪玉菌が「トリメチルアミン」という物質を産生します。それが腸壁から吸収され、肝臓へ運ばれて、「トリメチルアミンオキシド」に変わります。これが動脈硬化を引き起こす原因となるとされています。

動脈硬化を予防するためには、このトリメチルアミンオキシドがつくられなければよいわけですが、腸内で原因物質の元となるトリメチルアミンを産生する悪玉菌の働きを抑制する物質を、アメリカの「クリーブランドクリニック」という医療機関が発見しました。

それが、ＤＭＢ（ジメチルブタノール）という物質です。

このＤＭＢをマウスに飲ませると、動脈硬化を予防できるという研究報告がなされています。近年の最新の医学研究から、悪玉菌の働きを抑えれば、動脈硬化の予防にも役立つということが示されつつあるのです。

腸冷えが続くとどうなる―見えない不調④　老化の促進

腸と長寿の間にも、密接な関連があることが明らかとなってきています。腸内環境が悪化し、免疫力が下がれば、感染症で寿命が削られるリスクが高まることは明らかです。

動脈硬化が進行し、心血管疾患になりやすくなったり、糖尿病や大腸ガンになったりすれば、それらの疾患が健康で長生きするための大きなハードルになります。

それに、そもそも腸がきちんと動いていないなら、そのこと自体が寿命を削る要素となってしまうでしょう。私たちの体を健康に維持していくうえで欠かせない栄養素を、きちんと吸収できていなければ、元気に体を動かすことなど、とうていできません。なぜなら、消化・分解・吸収というプロセスがスムーズに働いてこそ、体に必要なたんぱく質や脂質、炭水化物といった栄養素を過不足なくとり込むことが可能になるからです。

腸冷えなどによって腸の働きが悪くなることに加えて、加齢によっても腸の老化が起こってきます。加齢によって、腸のぜん動運動自体が弱まれば、便は出にくくなり、有害な腐敗物質がたまりやすくなります。また、腸内細菌も、加齢によって、しだいに変化します。いわゆる善玉菌、ビフィズス菌の数が大きく減ってくることが知られています。

年を取ってくると、便のにおいがきつくなり、出る量も減り、ひょろひょろした細い便へと変わっていく傾向があります。こうした便の変化も、腸と腸内環境自体の老化（加齢的変化）を反映したものと考えられます。

腸冷えや食事内容の変化、加えて、腸の加齢的変化によって、さまざまな悪影響が及んできます。

まとめると、以下のようになります。

腸の不調が引き起こす健康寿命への悪影響

- **●免疫力の低下**
- **●ガン（大腸ガン）の増加**
- **●糖尿病・動脈硬化の進行**
- **●腸の加齢的変化**

こうした要因が重なって起こってくると（これらはしばしば重なります）、私たちの健康が大きく脅かされることになります。

しかし逆にいえば、腸冷えを解消し、腸内環境を整え、腸の状態をいい状態に保つことが、病気や老化に抗して、いつまでも健康に、若々しく暮らす秘訣ともなるのです。

興味深いのは、１００歳以上の百寿者が全国平均の約２・７倍多い長寿地域として知られる京都府京丹後市。そちらの高齢者の腸内細菌叢の分析研究です。

この地域の研究を続けている、京都府立医科大学の内藤裕二《ないとうゆうじ》教授によれば、「どういう腸内細菌叢のパターンなら長生きできるのか？」を特定するまでは至っていないものの、「京丹後市と京都市都市部の高齢者の腸内細菌叢との比較から、**健康長寿においては、酪酸《らくさん》を産生する腸内細菌が重要な役割を果たしている可能性が高い**」と話しています。

健康長寿を実現するためにも、やはり、腸の働きを整え、良好な腸内環境をキープすることが欠かせないのです。

あなたのおなかの元気度チェック

この章のシメとして、あなたのおなかがどれくらい冷えているか、あるいは、そもそも、どれくらい元気に腸が活動しているか、チェックしておきましょう。

次の項目のうち、自分が当てはまると思うものをチェックしてみてください。

前半7つは、あなたの体（おなかを含む）の現在の健康度を測るチェック、後半7つは、食事内容や環境条件、生活スタイルがおなかに与える影響を見るチェックとなっています。

□下半身や、手先・足先が冷えやすい
□便秘ぎみ、ガス腹やおなかの張りを感じることも多い
□緊張すると、胃腸の調子が悪くなる
□疲れやすく、カゼをひきやすい
□ビールなど、冷たい飲み物が好きで、ほぼ毎日飲んでいる
□時間帯や場所によって、温度差が激しいところを行き来すると、体調が悪くなる

□いつもなんとなくおなかがスッキリせず、体が重い
□腕や足を露出する服や、おなかが出ている服を着ることが多い
□朝は食欲がなく、朝ごはん抜きか、飲み物だけということが多い
□野菜や果物をあまり食べない
□あまり体を動かさない、歩かない
□入浴は、湯ぶねにつからず、シャワーだけが多い
□夏は、冷房の効いた室内に長時間いる
□生活の中でストレスを感じることが多い

もちろん、これは、あくまでも目安ですが、点数が高くなればなるほど、あなたの腸の健康は脅かされていることになります。

結果は、次のようになります。

チェック数　0〜2

あなたのおなかは、いまところ**大きな問題はなさそう**です。

チェック数　3〜5

あなた自身は、あまり意識はしていないかもしれませんが、**おなかが徐々に冷え始めていたり、おなかの不調が潜んで**いたりするおそれがあります。まず、できるところから、おなかを温める食事や習慣を取り入れていってみましょう。

チェック数　6〜8

あなた自身、**おなかの調子がよくない**な、と感じていらっしゃるでしょう。体の冷えも感じる機会が多いはずです。毎日の食事や生活ぶりに問題がないかどうか、もう一度チェックしてみましょう。問題が見つかったら、本書を参考に、少しずつでも変えていきましょう。

チェック数　9以上

腸はかなり冷えています。腸や全身の健康度も低下しているおそれがあります。このままだと、症状がさらに悪化していくおそれがあります。本書を参考に、できるだけ早いうちに、生活を大きく変えていきましょう。

続いて第2章では、深刻な腸冷えや腸の不調を改善するために、私たちがどんなことをしたらよいか、お話ししていきましょう。

第2章　正しい腸の温め方　5つのルール

日本人の食生活の大きな変化がもたらしたもの

この章では、腸冷えを解消し、腸の働きをよくして、健康長寿をもたらす方法を提案します。

そのために、私たちが日頃から心がけていくべきことがあります。それを、次の5つのルール（原則）にまとめました。

腸の働きをよくする5つのルール

①ベースから見直す
②温め食材をフル活用する
③朝、必ず朝食を食べる
④腸を温める生活をする
⑤長寿につながる食事をとる
（補）間違った健康常識に惑わされない

最初に、日本人の食のこの50年ほどの変遷をまとめておきましょう。

私が医科大学を卒業した１９８０年当時、日本人がかかる消化器の病気といえば、胃や十二指腸の病気が主流でした。圧倒的にこの２つの病気が多かったので、消化器内科の医師は、胃内視鏡検査の腕を磨くことが必須でした。

ところが、現在では、腸の病気がふえたため、現在、消化器を診る医師に求められるのは、胃ではなく、大腸内視鏡検査の技術となっています。このように日本人の胃腸病は、胃・十二指腸から腸の病気へと、メインの疾患が移行しつつあるのです。

50年前の食事といえば、一汁三菜の食事が主流。肉はあまりとらず、メインのおかずは魚が主体で、野菜、海藻、豆類などが食卓にのぼっていました。

その後、食の欧風化が進み、食事内容が大きく変わっていきました。朝は、パンにコーヒーをとる人がふえ、昼食は丼物や麺類が中心、夕食は肉が主体といった食事をとる人が多数派となりました。ファストフードも全国的に広まりました。

野菜や米の摂取量はどんどん減っていき、代わりに牛乳や乳製品の摂取量が大きく伸びました。

特に私が強調しておきたい大きな変化の１つが、**食物繊維の摂取量の減少**です。

1950年ごろは、日本人は1日25gの食物繊維をとっていました。それが、最近の検査では、14・4gとなっています（『平成29年国民健康・栄養調査』）。日本人の食事摂取基準によれば、**目標摂取量は、男性20g、女性18g**ですから、かなり不足しているといわざるを得ません。

食物繊維は、かつては、「栄養のない食べ物のカス」とされていましたが、近年、その重要性が見直され、多くの効能があることがわかっています。この**大事な食物繊維の摂取量が大きく落ちたことが、私たちの腸内環境が悪化する有力な要因の1つ**となっています。

胃・十二指腸の病気から腸の病気への移行も、これら食事内容の変化と密接に関連しています。

発酵食品の摂取のしかたも変わった

発酵食品は、乳酸菌などの善玉菌などを含んでおり、腸内環境の改善に役立ちます。日本の伝統的な食事には、みそ、しょうゆ、納豆、漬け物、甘酒など、発酵食品が多く含まれています。

このなかで甘酒は、一時期ブームになり、その値打ちが見直されつつありますが、全体として見れば、発酵食品の摂取は少なくなりつつあります。

例えば、近年の漬け物の生産量は大きく減少しています。1985年に104万4000トンだった生産量が、2016年には約71万8000トンと、ほぼ30％減。ほかの漬け物の生産量が減少する中、18年連続で増加し続けてきたキムチも、ついに2003年からは減少が続いているといいます。

摂取量が減っているだけではなく、摂取する乳酸菌の種類にも変化が起こっています。

ちなみに乳酸菌とは、糖を分解して乳糖をつくる細菌の総称で、主にヨーグルトやチーズのように、動物性の乳に生育する乳酸菌が動物性乳酸菌、主に漬け物やみそ、しょうゆ、野菜や大豆などの植物性の発酵食品に生育するのが植物性乳酸菌と分類されています。

昭和30年代までの日本の一般家庭では、動物性乳酸菌を含むヨーグルトは、ほとんど食べられてはいませんでした。これに対して、植物性乳酸菌を含む漬け物やみそ、しょうゆなどは、現在よりもたくさん摂取されていました。

それが現在では、漬け物などの植物性乳酸菌の摂取量が減り、代わりにヨーグルトなどの摂取量が増大しています。もちろん、ヨーグルトなどの動物性乳酸菌にもいいところはありますが、この乳酸菌の種類の転換が私たちの腸内環境にも影響を及ぼしています。

昭和30年代ごろまでは、日本人の大腸ガン、難治性の腸疾患（潰瘍性大腸炎やクローン病など）の罹患率は非常に低いものでした。その理由の1つとして、当時、**日本人が多く摂取していた植物性乳酸菌が、日本人の腸内環境を守っていたのではないかとも推測される**のです。

正しい腸の温め方―ルール① ベースから見直す

この50年の食の変化をまとめると、次のようになります。

50年の食の変化：まとめ

- 一汁三菜の和食（野菜・魚中心）から、欧風化した食事（肉食中心・ファストフード食）への転換
- 食物繊維の摂取量の激減
- 発酵食のとり方の変化

●胃・十二指腸の病気から、腸の病気へ（大腸ガン・腸の難病の増加）

腸冷えなどが問題になるそれ以前に、**食事内容の変化が既に、私たちの腸内環境に大きなダメージを与えていたといってもいいでしょう。**このようにして、腸内環境の基礎となるベースの部分が大きく揺らいでいたのです。

そこで、腸の状態を改善するために、第一にとりかかっておきたいことは、この50年ほどの間に大きく変わってしまった食事のベースとなる部分を見直すことです。

具体的に行うべきことは、はっきりしています。この50年で減じてしまったことを、復活させるということです。具体的には、

①食物繊維の摂取量をふやす
②植物性乳酸菌の摂取量をふやす

この2点になります。

植物性乳酸菌については、144ページで取り上げますので、ここでは、特に食物繊維

の摂取法に的をしぼってお話ししましょう。

なかには、「自分は生野菜サラダをとっているから、食物繊維はしっかりとれている」とお考えの人もいらっしゃるでしょう。

しかし、サラダに入っているレタスやキャベツの大半は水分です。かなり大量の生野菜をとらないと、じゅうぶんな食物繊維をとったことにはならないのです。おそらく生野菜サラダをとるようにしただけでは、便秘はなかなか解消しません。ことに慢性の便秘に悩む人にとっては、**生野菜サラダは便秘解消の助けにはならない**といい切ってもいいくらいでしょう。

ただその一方で、単に「食物繊維の量を多くとれば、それでよいか」といったら、そうでもありません。

というのも、食物繊維のとり方によっては、かえって便秘が悪化してしまうこともあるからです。食物繊維には、2つのタイプがあります。まず、この2つの区分をしっかり把握しておきましょう。

水に溶けにくい不溶性食物繊維と、水に溶ける水溶性食物繊維です。

●不溶性食物繊維

水に溶けにくく、腸内で水を吸ってふくらみ、便のカサを増します。カサの増した便が腸壁を刺激して排便を促します。

玄米、トウモロコシ、豆・ナッツ類、パセリ、モロヘイヤなどに多く含まれます。

●水溶性食物繊維

ヌルヌルした物質で、腸の中で水分といっしょになり、ドロリとしたゼリー状に変化します。便をやわらかくするとともに滑りをよくして、スムーズな排便を促します。ゼリー状の食物繊維が、消化の過程で生じた老廃物や有害物質を吸着して、便として排出します。

寒天、コンブ、ワカメなどの海藻類、リンゴ、かんきつ類、コンニャクなどに豊富です。

注意したいのは、**不溶性食物繊維ばかりとっていると、それが便秘の原因にもなりうる**という点です。特に**腸冷えで腸が弱っているときに、不溶性食物繊維をとりすぎると、便が固くなって出にくくなるのです。**

不溶性食物繊維と水溶性食物繊維は、どちらか一方に偏ってとるのではなく、バランスよく摂取することが大事。

不溶性と水溶性のバランスの理想値は、２：１。このバランスでとることを目指しましょう。

食物繊維をしっかりとりたいときに役立つ指標を知っておこう

ダイエットをしていると、どうしても食物繊維が不足しがちとなり、腸の動きが悪くなってしまう人がいます。

理想は、食物繊維をしっかりとりつつ、かつ、カロリーを抑えることですが、この難しい目標実現の助けとなる指標を紹介しましょう。

それが、私の考案した「**ＦＩ値**（ファイバー・インデックス値）」です。これは、**食材１００ｇ中のエネルギーと食物繊維量の比**です。この数値が低いほど、食物繊維をたっぷり含んでいて、かつ、エネルギーの低い食材です。ダイエットしながら、食物繊維を減らしたくない人にお勧めできる食材になります。

さらに現在では、「ＦＧＩ値（ファイバー・Ｇ・インデックス値）」という指標を取り入れています。これは、「適量の糖質をとりつつ、食物繊維を豊富にとる」ために役立ちます。

最近、糖質制限が流行していますが、これを極端に行うと、炭水化物とともに食物繊維の摂取量を減らしてしまいます。これが腸にストレスを与え、腸内環境を悪化させます。当然、糖尿病にもよくありません。

ＦＧＩ値は、ほぼ糖質といえる「利用可能炭水化物（単糖相当量）」を、食物繊維の量で割った値です。

●ＦＧＩ値が小さい（19以下）ほど、糖質が少なく、食物繊維が多いことを示します。便秘になりにくいうえ、血糖値も上がりにくい利点があります。

●ＦＧＩ値が大きい（51以上）ほど、糖質が多く、食物繊維が少ないことを示します。便秘になりやすく、血糖値も上がりやすい状態です。

主な食品のFGI値とSF値

	食品名	エネルギー(kcal)	食物繊維(g)	FGI値	SF値
穀類	精白米(うるち米)	342	0.5	**166.2**	–
	玄米ごはん	223	1.4	25.1	14
	もち	350	0.5	**100**	0
	オートミール	118	9.4	6.7	34
	もち麦ごはん(米2:もち麦1)	347	4.6	16.9	65
	食パン	150	4.2	11.5	10
	スパゲッティ(ゆで)	95	3.0	10.4	17
	ウドン(ゆで)	130	1.3	16.5	–
	ソバ(ゆで)	133	2.9	9.3	–
	中華めん(ゆで)	124	2.9	9.9	–
豆類	アズキ(全粒・ゆで)	118	8.7	2.1	9
	エダマメ(ゆで)	163	4.6	1.0	9
	大豆(ゆで)	56	8.5	0.2	11
	充てん豆腐	190	0.3	2.7	67
	納豆	44	6.7	0.0	34
	豆乳	50	0.2	5.0	100
野菜	カボチャ(ゆで)	21	3.6	2.8	22
	キャベツ	13	1.8	1.9	22
	キュウリ	58	1.1	1.8	18
	ゴボウ	15	5.7	0.2	40
	大根(皮なし・生)	33	1.3	2.2	38
	タマネギ	20	1.5	4.7	27
	トマト	18	1.0	3.1	30
	ナス	30	2.2	1.2	14
	ニンジン(皮なし・生)	35	2.4	2.4	25
	ネギ	20	2.5	1.4	12
	ピーマン	30	2.3	1.0	26
	ブロッコリー(ゆで)	66	4.3	0.3	23
	レンコン		2.0	7.1	10

◉ FGI値が50を超える食品は太字になっています

◉ FGI値の解説は59ページ、SF値は62ページにあります

	食品名	エネルギー (kcal)	食物繊維 (g)	FGI値	SF値
海藻類	粉寒天	160	79	0.0	ー
	ワカメ（生）	186	39.2	0.0	ー
イモ類	サツマイモ（蒸し）	129	3.8	8.2	26
	ジャガイモ（蒸し）	59	8.9	1.9	4
	サトイモ（水煮）	52	2.4	4.6	38
果実	アボカド	176	5.6	0.1	30
	イチゴ	31	1.4	4.4	36
	グレープフルーツ	40	0.6	12.5	33
	キウイフルーツ	51	2.6	3.7	23
	バナナ	93	1.1	17.6	9
	ブドウ	58	0.5	28.8	40
	ミカン	49	1	9.2	50
	メロン	40	0.5	19.2	40
	リンゴ（皮むき）	53	1.4	8.9	29
キノコ類	エノキタケ	34	3.9	0.3	10
	シイタケ	25	4.9	0.1	8
	ブナシメジ	26	3	0.5	10
種子類	アーモンド	609	101	0.5	8
	クルミ	713	7.5	0.4	8
	落花生	613	11.4	0.9	3
菓子類	カステラ	313	0.5	**131.4**	40
	くし団子（こしあん）	198	1.2	39.8	ー
	くし団子（みたらし）	194	0.3	**158.0**	0
	大福もち（こしあん）	223	1.8	29.7	6
	しょうゆせんべい	368	0.6	**147.3**	0
	シュークリーム	211	0.3	**84.3**	33
	ドーナッツ（プレーン）	367	1.5	30.1	40
	ホットケーキ	253	1.1	43.1	45
	ミルクチョコレート	550	3.9	15.2	26

※可食部100g中　※『日本食品成分表2021年版』（八訂）より抜粋・算出（もち麦はメーカー調べ）
※「ー」は未測定のもの、「Tr」は微量のもの　※エネルギー量、食物繊維量は100ｇあたり

つまり、ＦＧＩ値の小さい食品を選んで食べれば、便秘になりにくく、腸のストレスも軽減され、血糖値も上がりにくくなります。

先にもふれたとおり、不溶性食物繊維と水溶性食物繊維の比率も重要です。

そこで、利用していただきたいのが、「**ＳＦ値**（サルバブル・ファイバー値）」です。これは、**食物繊維の総量内に占める水溶性食物繊維の量を示す数値**です。

この数値が高いほど、私たちの腸にとって大切な水溶性食物繊維がたくさん含まれていることになります。

ＦＧＩ値とＳＦ値は、60〜61ページの図表に示しましたので、ぜひ食材選びの際に参考としてください。

正しい腸の温め方――ルール②　温め食材をフル活用する

もちろん私たちは、現在でもみそ汁を飲まなくなったわけではありませんし、スープ類や麺類などで温かい汁物をとっています。

しかし、それでも一汁三菜で、毎食、温かいみそ汁を飲んでいたころと比べると、私たちの腸は冷えやすくなっています。

冷たい飲み物、冷たい食べ物も、昔に比べれば種類がふえ、摂取する機会も多くなっていますから、それも腸を冷やす要因となっているでしょう。

こうして腸が冷えている状態を、どうすれば改善できるでしょうか。

まずは、**温かい液体で物理的に体の内側から温める**ことです。

私自身が、温かい液体による腸の温め効果を実感している事例があります。

大腸の内視鏡検査を行う際、腸の中をきれいにするために腸管洗浄を行います。その際、大腸内に残った泡を消すため、私は、必ず行う手順として、約５００㎖のぬるま湯を注入しています。すると、泡が洗い流されるだけではなく、**大腸が温められてやわらかくなり、内視鏡が挿入しやすくなる**のです。

お湯を挿入する分だけ、手順がふえるため、その手間を惜しんで多くの医療機関ではこの手続きを省いてしまいます。しかし私は、患者さんからの「温かくて気持ちがいい」という反応があることを知っているので、必ず行うようにしています。

あるとき、ぬるま湯を腸に注入する前後で心拍数を計測したことがありました。すると、**ぬるま湯を挿入したあとは、心拍数が低下し、リラックスしている**ことがわかりました。

腸を直接温めるとリラックスできる

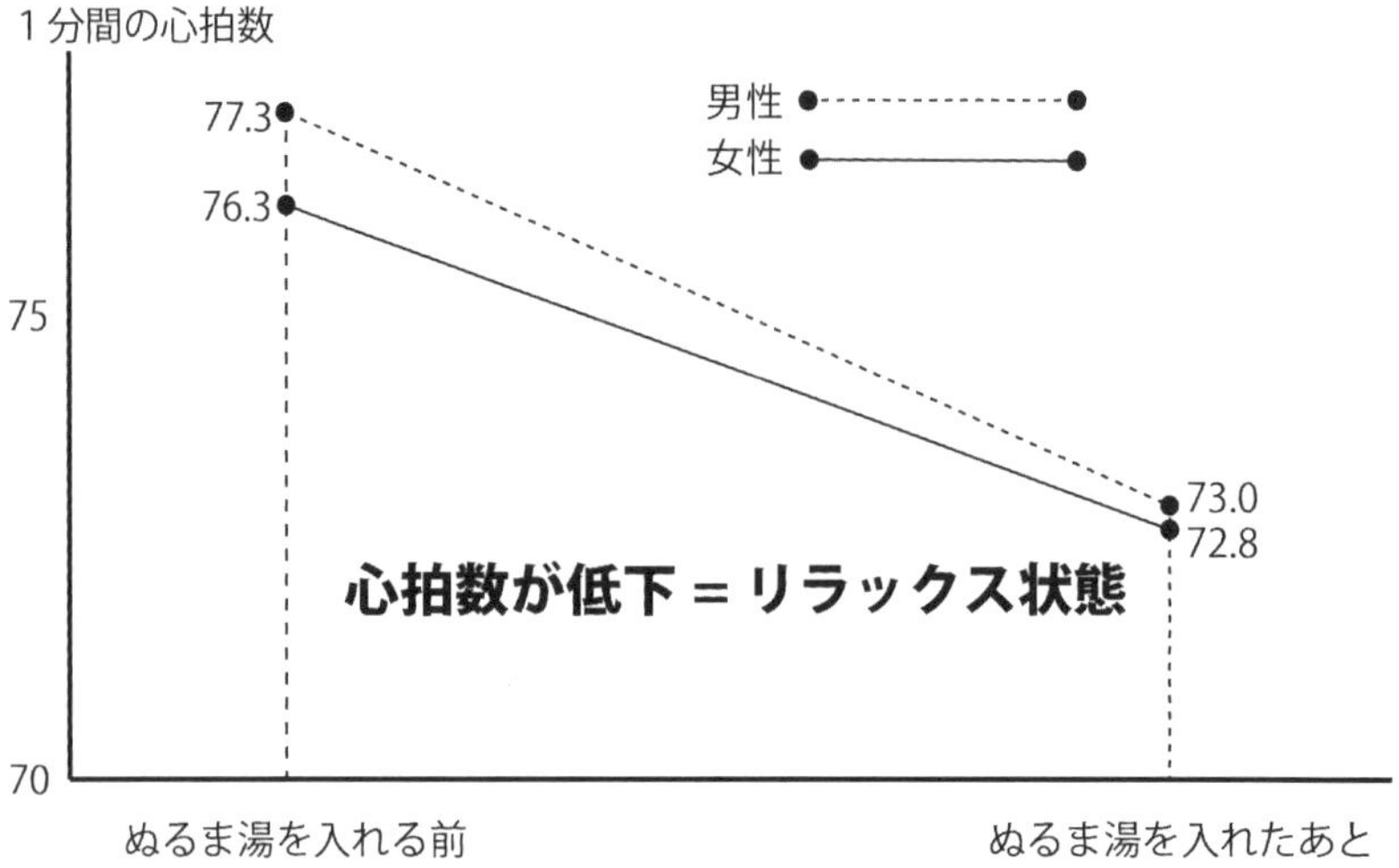

腸の働きを制御しているのが自律神経です。

私たちの意思とは無関係に働き、内臓や血管の働きを制御する自律神経には、行動を司る交感神経と、休息の神経である副交感神経があります。このうち、腸の動きをコントロールしているのは副交感神経になります。

つまり、腸が温められて、リラックス状態になるということは、副交感神経が優位に働いているということです。その結果として、腸の動きもよくなってくるのです。

そして、これは、大腸内視鏡検査に限っての話ではなく、腸を物理的に温めること全般にあてはまる効果と考えられます。

食物繊維で温め力を高める ―具だくさんスープとファイバーボールで腸を温める

物理的に温かいものを腸に届けることで、冷えた腸を温める効果が期待できます。推奨できるレシピとして取り上げたいのが、「具だくさんスープ」です。

以前、温かい食べ物と腸との関係を調べるため、フジッコ株式会社と共同で実験を行ったことがあります。

20代の女性が、①豆や雑穀、野菜のたっぷり入った具だくさんスープを飲んだ場合と、②具のないコンソメスープを飲んだ場合とで、食後の腹部の温度変化をサーモグラフィーによって調べました。

コンソメスープは、食後30分から、体表温度が下がっていったのに対して、具だくさんスープでは、**食後30分、60分、120分と時間がたつにつれて、上半身の温度が上昇していくことが確認できました。**

上半身の末端である手の温度で見てみると、**①のほうが、断然、「温め力」が高いこと**

が判明しています。

食物繊維たっぷりの食材の入った温かいスープを摂取することは、腸だけではなく、体全体を温めることにもつながっていくのです。

具だくさんスープというのは、具だくさんのみそ汁でもいいですし、ミネストローネスープなど、欧風の具だくさんスープでもいいことは、改めていうまでもありません。

もう1つ、食物繊維の摂取にお勧めなのが「ファイバーボール」です。これは、**水溶性食物繊維を含む寒天と、不溶性食物繊維を含むおからを1つにまとめたものです。水溶性食物繊維と不溶性食物繊維を、理想的なバランスで含みます。ファイバーボール1個で、食物繊維が約2g摂取できるのです。**

一度作っておけば、冷凍保存もできます。具だくさんスープに入れてもいいでしょう。

作り方は、120ページでご紹介していますので、そちらをご参照ください。

保温力が温め方の決め手―オリーブオイルで保温力を高める

そもそも冷えとは、西洋医学的には、循環不全、代謝の低下によって起こる血流不良に

由来するものです。

冷えた人が白湯を飲めば、一時的には体が温まったような気がしますが、30分ももたずに、体は再び冷え切ってしまうでしょう。

白湯だけでは、代謝アップや、血流を大きく改善させるほどの温め効果はないのです。

具なしのコンソメスープも、白湯と似たようなもので、温かさが持ちませんでした。

その点、**具だくさんスープには、かなりの温め力があることが**実験からもわかりましたが、それ以外では、どんな食材や調味料が勧められるでしょうか。

私が取り上げたいのが、エキストラバージン（ＥＸＶ）オリーブオイルです。**ＥＸＶオリーブオイルは、温め効果が非常に高く、かつ、使い勝手がよい**ので、皆さんにぜひとも勧めたい食材です。

ＥＸＶオリーブオイルも、実は、そのままとるだけでは体温上昇などは起こりません。熱いお湯といっしょにとったときに、初めてその効果を発揮します。オリーブオイルの強みは、その保温力なのです。

試しに、熱いお湯と、ＥＸＶオリーブオイルを加えた熱いお湯を飲み比べてみてください。オリーブオイル入りは、お湯だけを飲んだときとは、かなり違っていることがわかる

オリーブオイルはサラダ油より保温効果が高い

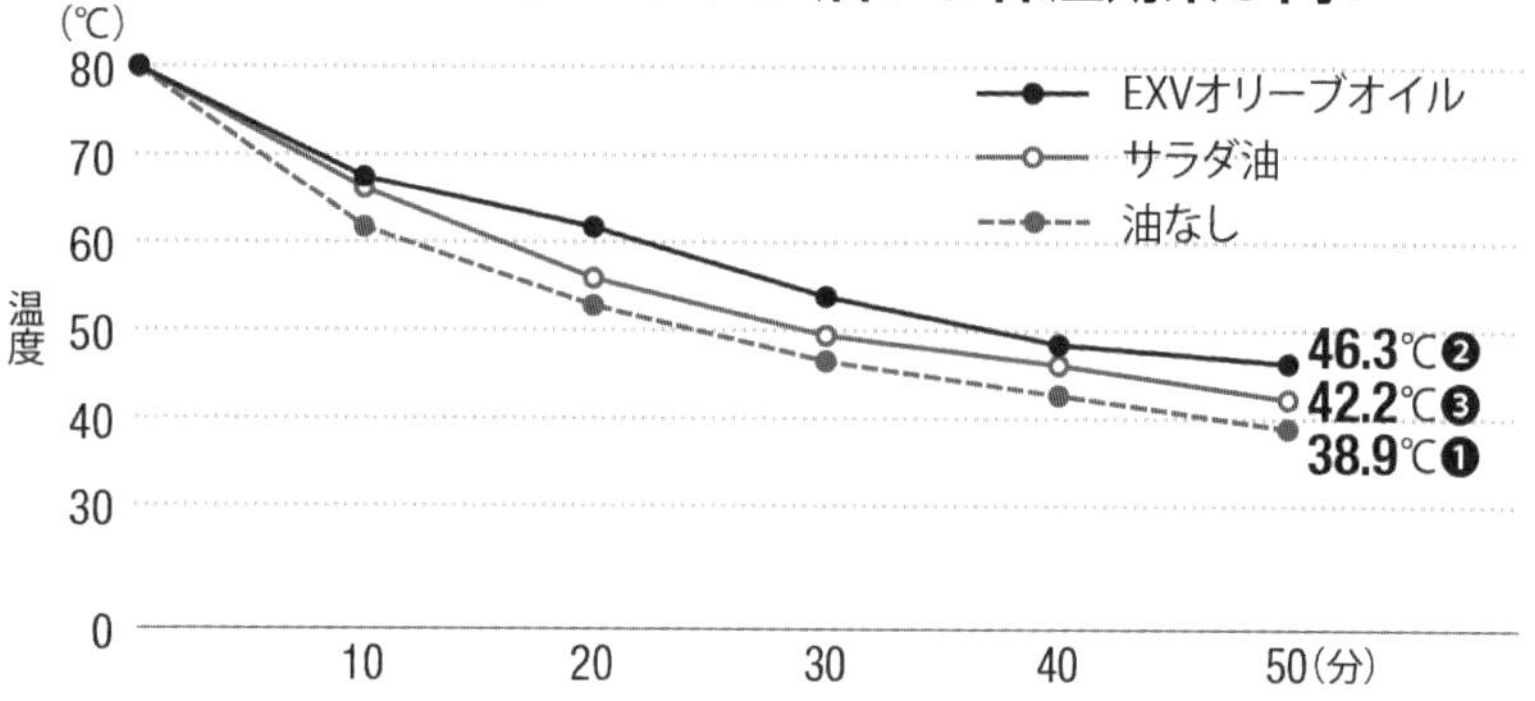

❶80度のお湯180㎖
❷①にEXVオリーブオイル5㎖を入れたもの
❸①にサラダ油5㎖を入れたもの
で温度の変化を比較。→50分後、❷は❶より7.4℃高かった。

※資料提供：日清オイリオグループ

はずです。

以前、日清オイリオグループ株式会社（以下、日清オイリオ）の食品事業本部商品戦略部兼中央研究所の協力で実験をしたことがあります。❶300㎖のビーカーに80℃の白湯（180㎖）だけのグループと、❷同量の80℃の白湯に小さじ1（5㎖）のEXVオリーブオイルを入れたグループ、❸①に小さじ1（5㎖）のサラダ油を入れたグループとで、その温まり具合を比較したところ、50分後の温度では、7・4℃もの差をつけて、❷のEXVオリーブオイル入りが温かかったのです。

このような差を生み出したものは、なんだったのでしょうか。

それが、EXVオリーブオイルの油膜です。

オイルが油膜となって、均一な厚さで白湯の表面に広がり、いわば、油膜が白湯の表面の蓋となるため、冷めにくい＝保温力が高いのです（特許出願中）。

１１８ページでは、**お湯を入れて湯気が立っているカップにＥＸＶオリーブオイルを入れると、瞬時に湯気が消える**現象を、カラー写真で紹介しています。これは、**オイルの油膜が湯気を封じ込めた＝保温している**、ことを示しています。

オリーブオイルには、製法によっていくつかの種類があります。ここでちょっと説明しておきましょう。

オリーブオイルは菜種油やヒマワリ油のように種子から油を抽出するわけではなく、その果肉から油分を直接取り出します。その原理はシンプルで、オリーブの実をギュッとしぼって、染み出てきた液体を水と油に分離するだけ。

砕いてしぼった実から、そのままオイルが取れるため、製品化にあたって化学的な処理をできる限り行わないほうがいいのです。どれだけそのまま生かされているかが、オリーブオイルの品質につながってきます。

バージンオリーブオイルは、果実をそのまましぼったもの。その酸化の度合いなどから等級が決まっており、その最も純度の高いものが、エキストラバージン（ＥＸＶ）オリーブオイルになります。

ほかに、等級の低いオリーブオイルやしぼりかすを精製した精製オリーブオイルや、バージンオリーブオイルと精製オリーブオイルをブレンドした、ブレンドオイルもあります。

先ほどの研究所で、脂の種類によって、油膜の広がり方に違いがあるかどうかも調べました。すると、**ＥＸＶオリーブオイルの油膜だけが、薄く拡張しました。**ほかの、ブレンドオリーブオイル、精製されたオリーブオイル、キャノーラ油は、ほとんど拡張しませんでした。

こうした実験の結果から、**ＥＸＶオリーブオイルこそが、独自の高い保温力を持っている**ということができるのです。

また、白湯だけではなく、ほかのレシピにＥＸＶオリーブオイルをかけた場合にも、高い保温力がもたらされることがわかっています。

私は、このオイルの保温効果を調べるために、次のような実験を行ってみました。

①温かいミネストローネスープをそのまま飲んだ場合
②ミネストローネスープに、ＥＸＶオリーブオイル１０㎖を回しかけて飲んだ場合

これで、両者の体温の変化を調べたのです。

そのほかは同条件に整え、同一人物で計測し、それぞれ飲んだ直後から体温を測りました。

その結果は、**①は飲んだ直後に体温が上がるものの、90分後には下がりました。②は、飲んだ直後から①よりも体温が高くなったうえに、90分を過ぎたあとも、高温をキープで**きていたのです。

このような結果から、**保温力を高めるＥＸＶオリーブオイルを、ほかのレシピと組み合わせることで、温め効果の高いレシピとして食べることができるようになるのです。**

１０５ページからは、こうしたＥＸＶオリーブオイルをはじめとして、腸を温めるレシピを紹介していますので、ぜひご参照ください。

正しい腸の温め方―ルール③　朝、必ず朝食を食べる

「忙しくて、朝ごはんを食べているひまがない」

「朝は食欲がない」

す。

「ダイエットのため」

いろいろな理由から、朝食を抜いてしまう人が少なくありません。

しかし、腸の健康を守るうえでは、朝食を抜くことは得策ではありません。むしろ腸の専門医としては、「なんとか工夫して、朝食をとってください」といいたいところなのです。

私のクリニックの便秘外来にやってくる患者さんたちにアンケート調査をしたところ、便秘に悩む人には、1日の食事回数が少ない人が多く、2回以下の人が40%を上回っていました。そのなかでも多いのが、朝食抜きの人でした。

なぜ、朝食を抜いてしまうと便秘になりやすくなるのか？　これは理由があります。

便を出すうえでとても重要な動きが、「**大ぜん動**」という運動です。これは、便を肛門へと送っていく「ぜん動運動」とは別物の、反射による運動です。

食べたものは、ぜん動運動によって、上行結腸、横行結腸、下行結腸と大腸の中を順に送られていき、S状結腸まで達します。この時点で、固形の便となり、たまっていきます。このたまった便が、強力な収縮運動によって一気に直腸に送られ、便意が起こります。この強力な収縮運動が、大ぜん動です。

大ぜん動は、朝食後1時間くらいが最も起こりやすいとされています。空腹のところに朝食を食べて、からっぽの胃が膨らむという反応が起こると、それが刺激となり、結腸が収縮します。これが「胃・結腸反射」で、この反射に反応して、大ぜん動が起こります。

このため、**朝食をとらないと、胃・結腸反射が起こらず、大ぜん動のタイミングを逸してしまって、便秘となりやすい**のです。

さらに、朝食を1回抜くことは、腸の働きを助ける**食物繊維不足を助長する**ことにもなります。現在、日本人の1日の食物繊維摂取量は、14g程度。そもそも足りていないわけですが、朝食を抜くと、朝食分の4gほどの食物繊維が減り、摂取量は10g程度まで落ちてしまいます。この点からも、便秘になりやすくなるのです。

大ぜん動の起こるタイミングで、朝食に、繊維分を含んだ温かいものを積極的にとるようにすれば、便秘を解消したうえで、腸を温め、腸冷えや停滞腸を解消することにもつながっていくでしょう。

便意が起こった場合、すぐにトイレに行く習慣をつけることも大切です。

便秘を治すための下剤で、かえって便秘になる

ここで、便秘改善のための下剤の役割についてもふれておきましょう。

便秘対策として、下剤を使っている人も多いでしょう。しかし、**下剤は使い方によっては、慢性的な便秘を招きかねません**。そのことをぜひ知っておいていただきたいのです。

便秘外来の患者さんを診ていると、**腸が真っ黒になっている人**がいらっしゃいます。かつ、腸の動きも悪いのです。腸が色素沈着を起こし、動きの悪くなったこの状態は、「大腸メラノーシス（大腸黒皮症）」という症状です。

下剤には、いくつかの種類があります。その1つが、腸を刺激して排便を促す「**刺激性下剤**」です。

刺激性下剤は、さらにいくつかに分類されますが、その中で、**アロエ**、**大黄**、**センナ**などが含まれる「アントラキノン系下剤」は、長期間常用すると、だんだん効かなくなってくることがわかっています。そのうえ、**大腸メラノーシス**を引き起こします。その結果として、かえって便秘がひどくなるのです。

毎日のように、センナや大黄の入った下剤を常用している人は、大腸メラノーシスが起こり、便秘がより慢性化しているおそれがあります。

刺激性下剤の長期常用は、できるだけ避けたほうがよいのです。

既に刺激性下剤による慢性的な便秘になってしまっている人には、**下剤の服用を中断し、食事や生活習慣を再検討**することをお勧めしたいと思います。

代わりに勧められる下剤としては、**酸化マグネシウム**などの「**塩類下剤**」があります。

酸化マグネシウムは、便をやわらかく、大きくして、間接的に腸を刺激して、ゆるやかに排便を促します。大腸メラノーシスも引き起こしません。

ただし、頑固な便秘の人は、酸化マグネシウムだけでは効果がじゅうぶんでないことがあります。そうした場合、刺激性下剤を少なめに併用しながら、しだいに塩類下剤へと切り替えていってください。

むろん、薬に頼るのではなく、食事内容や生活習慣を見直すことで、便秘を解消することを目指すのがいちばんです。

しかし、これまで長きにわたって下剤に頼ってきてしまった人の場合、いきなり薬をやめるのも難しいと考えられます。生活習慣などを改善しながら、少しずつ減薬し、もし変えられるようなら薬を腸に負担の少ない類に変え、最終的には、薬に頼らずに過ごせる状態へと向かっていくのがよいでしょう。

「正しい腸の温め方ールール④　腸を温める生活をする」は、第5章で詳述していますので、そちらをご参照ください。

正しい腸の温め方ールール⑤　長寿につながる食事をとる

第1章で、健康長寿を脅かす要因として、次の4つのポイントを取り上げました。

- ●免疫力の低下
- ●ガン（大腸ガン）の増加
- ●糖尿病・動脈硬化の進行
- ●腸の加齢的変化

これらの課題をクリアすることが必要ですが、免疫力アップには、先にもふれたとおり、腸内環境を整えることが第一。そのためには、**食物繊維の適切な摂取（不溶性と水溶性を2：1でとること）**や、**動物性乳酸菌から植物性乳酸菌の切り替え**が重要です。

腸内環境がよくなることで、免疫力がアップすれば、カゼやインフルエンザなどの感染症にかかりにくくなります。

ここでは、特に水溶性食物繊維がもたらす効能について、別の面から光を当ててみましょう。

ポイントは、**短鎖脂肪酸**です。

短鎖脂肪酸とは、大腸で腸内細菌によってつくられる有機酸で、**酪酸**、**酢酸**、**プロピオン酸**などの種類があります。

腸内細菌によって水溶性食物繊維やオリゴ糖が発酵させられることで、短鎖脂肪酸はつくり出されます。

近年、この短鎖脂肪酸には、非常に優れた働きがたくさんあることがわかってきています。主なものを挙げましょう。

短鎖脂肪酸の主要な働き

①腸内環境の改善
②大腸のエネルギー源となる
③大腸バリア機能の強化
④糖尿病との密接な関連

短鎖脂肪酸である酢酸や酪酸は、腸内環境を弱酸性にします。悪玉菌はアルカリ化した環境を好むので、短鎖脂肪酸がふえることで、善玉菌が発育しやすい環境が整うのです。

酢酸には整腸作用、免疫力アップ、血中コレステロール低下などの作用が期待できますし、**酪酸には、大腸のバリア機能の強化**や、**大腸を動かすエネルギーの産生作用**があり、さらに**有害物質をつくり出す悪玉菌の増殖を抑え、腸内環境を整える作用**もあります。腸内環境がよりよくなるなら、それは**大腸ガンのできにくい環境づくり**にもなっているといってもいいでしょう。次の項でふれますが、**短鎖脂肪酸は、血糖値のコントロール**にも役立っています。

年を取ると、腸のさまざまな加齢的な変化が起こってきますから、なおさら重要です。

中高年以降、腸内では、菌叢の変化が起こります。善玉菌であるビフィズス菌などが年とともに減少し、ウェルシュ菌などの悪玉菌が増加していきます。ご年配の人が便秘になりやすいのは、これも原因の1つと考えられています。

年を取って食が細くなると、食物繊維の摂取不足が深刻になるケースも見られます。腸内菌叢の変化に加えて、大腸自体の加齢的変化も起こります。大腸の粘膜や筋肉が萎縮し、大腸の働きが悪くなっていくのです。

こうしたマイナスの条件に対抗し、若々しい腸を維持するためにも、**食物繊維（特に水溶性食物繊維）や植物性乳酸菌を積極的に摂取し、短鎖脂肪酸をふやし、腸内環境をよく保っておくことが欠かせない**のです。

食物繊維ファーストで食べる

食物繊維を摂取する際には、食事の順序も大切です。

まず、**食物繊維（を含んだ野菜など）を、食事の最初に食べる**のがよいでしょう。

なぜなら、食物繊維には、余分な脂肪や糖質を吸着して取り込み、自らといっしょに体外へ排出する働きがあります。食物繊維を含んだ食品を先に食べておけば、あとから入ってきた動物性脂肪などを吸着し、体内に吸収される率を低くしてくれます。この働きによって、**食後血糖値の急上昇を抑えられます**。

定食でいえば、先に、**サラダやおひたし、煮物**などを食べ、次に、**メインの肉・魚料理**を食べ、最後が**ごはん**、という順序が最もいいのです。

また、先ほどの善玉菌によって産生される短鎖脂肪酸は、腸管からGLP－1というホルモンの分泌を促します。

このホルモンは、脳に働きかけて満腹中枢を刺激し、満腹感を引き起こす作用があります。この点から、GLP－1は「やせホルモン」と呼ばれています。

GLP－1は、すい臓からのインスリンの分泌を促し、すい臓の働きを助けます。既にGLP－1は糖尿病の治療薬としても薬剤化され、治療に使われています。

このように、食物繊維（特に水溶性食物繊維）をしっかりとることが、糖尿病の予防・改善にも役立つということになります。

沖縄クライシスは、なぜ起こったか

長寿につながる食事とはどんな食事かを考えるうえで、沖縄県の健康問題はとても参考になる事例です。

かつて沖縄県は、健康長寿の県と呼ばれていました。

２０００年代の初めころまでは、世界でも名の知られた長寿地域として有名でした。しかし、その沖縄県が、近年の県別平均寿命では、大きくその順位を落としています。女性は、まだ7位と健闘しているものの、男性は、36位。その順位は低下する一方です。

２０１６年の大腸ガンの75歳未満年齢調整死亡率（人口10万人対）の県別順位において、沖縄県は、男女混合、結腸でみると、上から2番目の数字でした。大腸ガンで亡くなる人が、日本で2番目に多かったということになります

この沖縄の食の変遷を調べた「沖縄クライシス」の研究で有名な、琉球大学大学院医学研究科内分泌代謝・血液・膠原病内科学講座の益崎裕章《ますざきひろあき》教授によれば、１９７５年当時、65歳以上の沖縄県民の大部分は、幼少期より、朝昼晩の3食とも「芋煮」を主食としてき

ました。つまり、食物繊維が豊富で、低脂肪、低カロリーの質素な食事を続けてきたのです。

それが沖縄に長寿をもたらし、大腸ガンの罹患率、死亡率を低く保つことにもつながっていたのでないかと、益崎教授は示唆しています。

その沖縄に、**本土よりも10年早く、アメリカ式の食生活が流入しました。**アメリカ式の食事とは、すなわち、**肉食中心の食生活（食物繊維不足、高脂肪、高カロリーの食事）**です。**こうした食事が沖縄の変化を引き起こした**のではないか、ということです。

沖縄でのことは、ハワイに移住した日本人にもよく見られるケースです。

ハワイの日系人の大腸ガン発症率は、日本にいる日本人より高く、欧米人と同程度だと報告されています。

ハワイでは、ハンバーガーやステーキなどの牛肉を使った料理がメインで、野菜はレタスなどの生野菜を添え物的に食べる程度。私から見れば、とても推奨できない食事内容であるわけですが、まさしくそれが大腸ガンの増加につながっているのでしょう。

大腸ガンを予防するためにも、健康長寿を実現するためにも、生活習慣病や動脈硬化を予防・改善し、腸にいい食事を続けることが必要になります。

その推奨例として、私が近年、強くお勧めしているのが、「地中海式和食®」という提案です。

地中海型食生活とはどんなものか

地中海式和食は私が提唱しているもので、いわゆる「地中海型食生活」が、1つの模範となっています。和食に、地中海型食生活のエッセンスを取り入れたものです。

まず、地中海型食生活について解説しておきましょう。

地中海型食生活とは、地中海沿岸部（南イタリア、スペイン、ギリシャなど）に住む人々に特徴的な食生活です。パンやパスタなどの穀類を主食に、野菜、豆類、果物を豊富に食べます。肉類は控えめで、魚はほぼ毎日。オリーブオイルをたっぷり使い、塩やハーブは使いますが、砂糖はいっさい使用しない点も特徴です。

地中海型食生活が注目されたきっかけは、1960年代に行われたアメリカ・ミネソタ大学公衆衛生学部のアンセル・キーズ教授による調査でした。

キーズ教授は、南イタリアやスペイン、ギリシャなどの地中海沿岸地域の人々は平均寿命が長く、心臓病や動脈硬化の発症率が低いこと、また、大腸ガンの発症率が低いことを突き止めました。

当時、脂肪摂取量の多いアメリカでは、心臓疾患の罹患率が高い数値を記録していました。一方、脂肪摂取量がアメリカと同等であるイタリアなどでは、心臓疾患の罹患率がアメリカよりもかなり低かったのです。

キーズ教授は、摂取する脂肪の内容の違いがこのような差を導き出していると考えました。つまり、同じ脂肪でも、アメリカは肉類の摂取量が多いのに対して、イタリアでは、オリーブオイルによる脂肪摂取が多いという違いです。

脂肪の分類からいえば、肉類などの脂肪は飽和脂肪酸であり、オリーブオイルは一価不飽和脂肪酸に属します。飽和脂肪酸は、とりすぎると動脈硬化の原因になるのに対して、一価不飽和脂肪酸は、動脈硬化に対する予防効果があることがわかっています。動脈硬化は、メタボリックシンドロームや生活習慣病とも密接にかかわっているため、動脈硬化の予防に役立つ地中海型食生活は、ひいてはメタボリックシンドロームや生活習慣病の予防にもつながっていくのです。

地中海型食生活については、その後、数多くの研究が報告されています

２００８年、イギリスの医学誌「ブリティッシュ・メディカル・ジャーナル（ＢＭＪ）」に掲載された報告は、１９６６〜２００８年の間に行われた12の大規模研究を追跡調査し、それらのデータをメタ解析したもの。メタ解析とは、複数の研究論文を統合して、より高い見地から分析する方法です。

地中海型食生活をどれくらい厳密に行っていたかを評価し、それと心疾患などとの関連を調べました。それによると、**地中海型食生活をきちんと行っていた人は、**そうではなかった人に比べて、**全死亡率が９％、心血管疾患による死亡率が９％、ガンによる死亡率が６％、パーキンソン病やアルツハイマー型認知症の発症率が12％、**それぞれ有意に（明らかに）低下することが明らかとなりました。

地中海型食生活をしっかり実践している人ほど、それだけの違いが出てくるということなのです。

地中海型食生活では、多彩な健康効果を兼ね備えたオリーブオイルがふんだんに使用され、豊富な食物繊維と海の恵みがさまざまなかたちで活用されています。大腸の病気を専門とする私から見ても、**地中海地域の食事は、まさに腸を元気にするスペシャルメニュー**といっていいものでした。

地中海式和食®とは？

その腸を元気にするスペシャルメニューである地中海型食生活と、健康によい食事とみなされてきた和食の間には、次のような共通点があります。

●穀物や豆、野菜から食物繊維を豊富にとっている
●肉よりも魚を多く食べる
●青魚をよく食べる

一方、地中海型食生活にはなく、和食だけにある長所があります。

それが、**発酵食品**や、だしの存在です。

和食には、みそ、しょうゆ、漬け物、納豆などの発酵食品がたくさんあります。これらを積極的にとることで植物性乳酸菌を多くとれますし、食物繊維やオリゴ糖なども同時に摂取することができるでしょう。

和食と地中海型食生活、それぞれのよいところを取り入れ、両者のいいとこ取りをしようというのが、私の地中海式和食の発想です。

基本的な考え方は次のとおりです。

地中海式和食®の基本

●発酵食品をとる

●野菜、穀物（大麦・もち麦ご飯やライ麦パン等）、魚介類を中心に食べる

●油は、エキストラバージン（ＥＸＶ）オリーブオイル

一汁三菜の食事を基本に、砂糖を使いたい場合は、砂糖の代わりに腸によいオリゴ糖に置き換えたり、これまで使っていた食用油をＥＸＶオリーブオイルに置き換えたりすることを提案しています。

いずれにしても和食をベースに組み立てるなら、日本人にもなじみやすく、おいしくて、腸の健康に役立つ食事になるはずです。

なお、地中海式和食の詳しいやり方は、１５４ページでご紹介します。

あなたが知っている食の常識は、実は間違っていた…!?

続いて、一般にひろまっている、腸にまつわる間違った健康情報についてふれておきましょう。正しくない情報があたかも医学的に正しい常識のようなイメージで広まってしまっているケースがいくつもあります。間違った常識が、腸の状態を整えたい人の足かせとなっているケースが少なくありません。

これから紹介する誤った常識（情報）を、皆さんも信じ込んでいないかどうかチェックしてみてください。間違いが見つかったら、正しい情報をインプットし、元気な腸を取り戻すために役立てましょう。

糖質制限ダイエットは腸にもよい？　ウソ・ホント!?

皆さんの中にも、糖質制限でダイエットにチャレンジした経験をお持ちの人がかなりいらっしゃるでしょう。

糖質とは、三大栄養素である炭水化物の構成成分の１つ。糖質制限では、糖質の含まれるごはんやパン、麺類などの主食やイモ類、果物などの摂取を控えることで、ダイエット効果をもたらそうとします。糖質を減らすと、体がエネルギー不足に陥り、それを補うために脂肪を分解するようになります。その結果として、体脂肪が減り、ダイエットできるというのが糖質制限ダイエットのメカニズムです。

また、糖質を摂取したときには血糖値が上昇し、それを下げるホルモンであるインスリンが分泌され、余った糖を脂肪に変え、体にたくわえます。糖質を制限すると、血糖値が上がりにくくなるために、インスリンの分泌も抑えられます。すると、脂肪がたくわえられないので、太りにくくなり、ダイエットに役立つという側面もあります。

糖質の制限によって血糖値の上下動が少なくなるため、すい臓の負担が減り、糖尿病にもよい影響を及ぼすとされています。

しかし、糖質制限ダイエットには、実は、デメリットもあります。それが、**炭水化物を減らす弊害**です。炭水化物は、糖質と食物繊維からなります。糖質を減らそうとして、多くの人は糖質をたくさん含んだ炭水化物を食べることを制限します。すると、**食物繊維の摂取量も減ってしまう**のです。

ここまでお話ししてきたとおり、食物繊維の摂取量の減少が腸に多くの悪い影響をもたらしてきました。もしも極端な糖質制限を行うことによって、食物繊維の摂取量がさらに激減すれば、便秘しやすくなり、腸内環境が悪化していくおそれがあります。

こうした点から、**糖質制限ダイエットが腸によいとは、とうてい、いうことができない**でしょう。

それに、糖質制限ダイエットは、ともすると脂肪のとりすぎになったり、肉類の摂取過剰になったりするリスクがあります。一般的には、炭水化物を制限した食事を続けていると、高たんぱくの食事になる傾向があるためです。

炭水化物を控えた食事は、食物繊維やビタミン、ミネラルの摂取を減少させるだけではなく、高たんぱくの食事を続けることで、コレステロールや飽和脂肪酸などの摂取がふえるために、**心血管疾患のリスクが上昇するリスクがあるのです。**

炭水化物を極端に減らした食事を長期間続けることによる**安全性は明確ではない**（つまり、体に害が及ぶリスクも考えたほうがよい）という報告も出されています。**長く続けると、心血管イベントによる死亡リスクが上がる**というメタ解析もあります。近年では、糖尿病のかたならまだしも、健康なかたが長期間、糖質制限ダイエット続けることには疑問が呈されるようになっています。

糖質制限の流行以降、ダイエットのため、と称して嫌われがちな炭水化物は、決して悪者ではないのです。

玄米菜食は体によい？　ウソ・ホント⁉

玄米菜食は、肉や乳製品などの摂取を控え、玄米と野菜を中心にした低脂肪の食事をとる食事法です。

これまで高脂肪の食品ばかりを多くとってきた人が、ダイエット目的で一時的に行うなら、いい結果が得られるケースも多いでしょう。若い女性にも人気の高い健康法ですが、玄米菜食が万人向けの理想的な食事かといえば、必ずしもそうではありません。

便秘の人が玄米菜食を続けると、**かえって便秘が悪化するおそれ**があるのです。

というのも、玄米菜食によって、玄米や野菜の**不溶性食物繊維を多量に摂取**してしまうと、おなかの張りがひどくなったり、便が固くなって排便障害が起こったりするリスクがあるからです。

玄米には、精米によって取り除かれてしまう前の、ぬかや胚芽が残っています。そこには、多くの有効成分が含まれ、栄養面では、玄米はとても優れた食品であることは事実です。

しかし、反面、玄米は消化が悪いので、よく噛まずに食べると、消化に時間がかかります。腸が元気な人なら問題ありませんが、慢性的な便秘に悩む人や、胃腸の弱っている人、腸冷えやストレスによって腸の働きが低下している人などが食べると、白米とは違って、胃腸の負担となってしまう可能性が大きいといえます。

玄米が体によいのは確かですが、それは玄米がきちんと消化できる人に限っての話なのです。

玄米菜食を続けていたら、「おなかが張って困る」という人は、玄米が未消化になっているおそれがあります。私がかつて診た慢性便秘の患者さんは、玄米菜食を続けていましたが、調べると、上行結腸の辺りに、未消化の玄米が多く残っていたことがありました。

玄米菜食をしていて、おなかの調子がおかしくなったら、いったん玄米菜食を休み、腸の状態が回復してから、少しずつ玄米を食べるようにするとよいでしょう。

ヨーグルトは腸によい？　ウソ・ホント⁉

腸によい代表的な食品として、真っ先に多くの人が思い浮かべるのがヨーグルト。ヨーグルトには、乳酸菌が含まれ、それが腸内の善玉菌をふやす働きのあることが、よく知られています。しかし、ヨーグルトを食べていれば、腸内環境は確実に改善するかといったら、実は、疑問符のつくところが多いのです。

実際に軽症の便秘の人になら、ヨーグルトがある程度の便秘を解消する効果を示すケースもあるでしょう。しかし、残念ながら、**重症の便秘の人には、あまり効果が見られません。**

慢性便秘症の人の腸の働きが、本当によくなったかどうかを確認するには、その人が飲んでいた下剤の使用量が減ったかどうかが判断の目安となります。そうした観点からの調査データは、いくら探しても見つかりません。

ヨーグルトの場合、下剤を使用している人と、下剤を使用していない人とが混在している集団でしか、ヨーグルトを食べた際のデータが取られていないというのが実状です。このため、ヨーグルトに便秘を解消する効果があったのかどうか、本当のところは科学的に判断できないのです。

もちろん、ヨーグルトが腸や健康にいいことは間違いないでしょうが、どこまで腸によいかはわかっていないのです。

ちなみに、乳酸菌には、動物性のものと植物性のものがありますが、ヨーグルトに含まれる乳酸菌は動物性乳酸菌です。**動物性乳酸菌は、ほとんど胃や小腸で死滅してしまうため、大腸の奥まで届きにくい**という欠点があります。その点で、いわば、**深部大腸まで生きて届く植物性乳酸菌よりも効きがよくない**のです。

また、ヨーグルトは、**脂肪分が多い**ところも欠点になります。腸によいから、体によいからと、ヨーグルトをはじめとする乳製品を多量にとっていると、脂肪分のとりすぎになります。

もしヨーグルトを毎日食べるなら、１食につき、70～１００ｇ程度に控えたほうがいいでしょう。無糖ヨーグルトの場合、甘みがほしくて砂糖などを加えてしまったら、健康面ではよくありません。甘味がほしい場合、リンゴやパイナップルなどのフルーツを、いっしょにとるようにするといいでしょう。

あるいは、低脂肪のヨーグルトを選ぶのも、方法の１つです。

赤身肉は体によい？　ウソ・ホント⁉

たんぱく質は、体を構成する重要な栄養素で、炭水化物・脂質と並ぶ三大栄養素の１つです。筋肉・内臓・血液・肌・ホルモンなどなどをつくるうえで、私たちの健康維持に欠かせないものです。たんぱく質が足りないと、筋肉や代謝が落ちて太りやすくもなったりするため、赤身肉（牛肉・豚肉）を積極的に摂取する人もふえているようですが、果たしてそれは勧められることでしょうか。

結論からいえば、**赤身肉のとりすぎは、大腸ガンのリスクを高める**とされています。

国立がん研究センターが８万人を10年にわたって追跡調査した結果を、２０１１年11月に発表しました。これによると、肉をたくさん食べる日本人は、大腸ガンになるリスクが高いとされています。

赤身肉とは、牛や豚の中で、脂肪の少ない「モモ」の部分の肉をいいます（鶏肉は除外）。

では、なぜ、赤身肉のとりすぎがいけないのでしょうか。

2つの理由が考えられます。

①赤身肉には、コレステロール値を上昇させる飽和脂肪酸が多く含まれているため、たくさん食べると、肥満などのメタボリックシンドロームを引き起こしてしまう。肥満は、大腸ガンの危険因子の1つ。

②赤身肉に多く含まれる鉄分が問題。鉄分が脂質と結合すると、病気と老化の原因物質である活性酸素を生みだす鉄イオンのフェトン反応が起こりやすくなる。

赤身肉のように赤色が濃いほど、鉄分が多く含まれています。赤色の正体はミオグロビンという色素たんぱくです。筋肉中のミオグロビンは、酸素を細胞に運ぶ役割があるのですが、大腸ガンのリスクを考えれば、赤身肉はできるだけ控えたほうがよいでしょう。アメリカの対がん協会では、1日の赤身肉の摂取量は80g以内に抑えるべきとしています。日本人の肉類摂取量も、1日80gを超える世代が出てきました。腸の健康と長寿を考えるなら、赤身肉の摂取を少なくとも1日おきにして(肉の日と魚の日を交互にするといい)、1日の肉の摂取量を80g未満にすることを提案したいと思います。

ファストフードは、やっぱり体に悪い？　ウソ・ホント!?

ファストフードは確かに安く、簡単に食べられて、おいしくもあります。しかし、健康によいかどうかという点では、やはり疑問符がつきます。

まず、ファストフードだけでは、どうしても**食物繊維の量が不足してしまい、便秘になりやすくなります**。

概してファストフードは高カロリーのものが多いのですが、食物繊維の量は、大体１・４～１・８ｇと低値です。ハンバーガーにフライドポテトを加えると、食物繊維の量はふえますが、カロリーが大量にアップしてしまいます。

ファストフードは脂肪の量も多いので、体内の悪玉（ＬＤＬ）コレステロールの値を高めたり、糖尿病になりやすくなったりもします。つまり、メタボリックシンドロームにもつながることになります。

ファストフードは、潰瘍性大腸炎やクローン病を招くという研究もあります。

しかも、ファストフードは、油で揚げられているものが大半です。揚げるということは、油を180℃前後の高温まで熱することになります。高温で揚げられれば、油は空気中の酸素と結びついて酸化し、さらに変質していきます。

その結果、有害な過酸化脂質ができてしまいます。この過酸化脂質によって発生した酸化ラジカルが、細胞のDNA損傷を引き起こすことがあります。それが、大腸ガンの発症の誘因となるとされています。

揚げ物については、**トランス脂肪酸**の問題もあります。

フライドチキンやフライドポテトには、加工食品であるショートニングが用いられています。このショートニングによって生じるのが、トランス脂肪酸です。

トランス脂肪酸は、悪玉コレステロールをふやし、善玉コレステロールを減らすだけでなく、大腸ガンのリスクを高めるとされています。

このように多くの面で、ファストフードは、いろいろと体に負担となる要因を有していることは事実です。ただ、ファストフードだけを敵対視して、完璧にシャットアウトすることも難しいでしょう。

ですから、うまくつきあっていきたいものです。

ファストフードに関して指摘したリスクは、私たちのふだんの食事のさまざまな局面に存在します。

多忙な日々が続くと、食事は、高カロリー、高脂肪、かつ、食物繊維不足に傾きがちで、そんな悪い食事が何日も続いてしまうことが珍しくありません。揚げ物好きの人もたくさんいらっしゃいますし、私たちは、トランス脂肪酸を含んだ数えきれないほどの食品に囲まれているのです。そんな環境に置かれている私たちは、**自分が腸にとっていいものを食べているかどうか、常に気にかけておく**ことが大事になるでしょう。

和食は本当にヘルシーか？　ウソ・ホント⁉

「和食はヘルシー」と長らくいわれてきました。

皆さんも、「和食なら何を食べても健康的」といったような漠然としたイメージをお持ちかもしれません。

しかし実際には、和食という食事形態自体、この長い年月の間に、その内容が大きく変わってきているのも事実です。

戦後、日本人の食は大きく変わりましたが、その最大の転換点は、東京オリンピックが開催された１９６４年前後。このころを境に、穀物の摂取量が減り、代わりに乳製品、肉類の摂取量がふえていきます。

その一方、摂取エネルギー量はあまり変わっていません。

こうして食事内容が変わりつつある中で、大腸ガンや潰瘍性大腸炎、糖尿病などの疾患がふえてきました。興味深いのは、**穀物を多く摂取していた１９６０年代よりも、穀物摂取量が減っている現在のほうが、はるかに糖尿病患者がふえている**という点です。当時に比べ、現在は、およそ30〜35倍にもふえています。穀物をたくさん摂取していた時代のほうが、糖尿病になる人が少なかったのです。

これは、むろん、穀物摂取量だけで解き明かせる問題ではないことも事実です。

大きいのは、**穀物や雑穀の摂取量が減るとともに、食物繊維の摂取量が減ってきたこと**です。１９６０年代を境に、植物性乳酸菌を多く含むみそや漬け物などの消費も減っていきました。それとともに魚介類の摂取量も減少。こうした和食の変化が、大腸ガンや潰瘍性大腸炎などの現代病へとつながっていくことになります。

といって、それ以前の昔ながらの和食が健康面で完璧であったかといえば、実は、そうではありません。昔ながらの和食にも、ヘルシーではない点がありました。

和食は、味つけにしょうゆやみりん、砂糖などを多く使うことがある（いわゆる甘じょっぱい味）ため、塩分や砂糖の摂取量がふえてしまうという短所がありました。特に塩分の過剰な摂取は、血圧の上昇を引き起こしました。

また、伝統的な和食では、脂質や動物性たんぱく質が不足しやすいのもデメリットでした。一定量の脂質や動物性たんぱく質が足りていないと、血管がもろくなって、脳卒中（脳出血）を起こしやすくなります。

1950年代半ばから、「脳卒中」が死因1位の時代が続きました。脳卒中は脳の血管が詰まる脳梗塞、脳の血管が破れる脳出血、くも膜下出血などを合わせた呼び名ですが、1950～60年代には、脳卒中のうち、80～90%を脳出血が占めていました。日本は脳出血による死亡率が世界でも高い時期があり、1960年代には世界ワースト1位を記録しています。なかでも東北地方には、成人の死因のほぼ半分が、脳出血という地域もありました。

私たちの実際の食生活においては、このような和食のヘルシーでない点もしっかりと把握しながら、和食のよいところを最大限に生かしたいものです。

食事の欧風化は日本人に害となった？　ウソ・ホント⁉

本書でも、食事の欧風化がもたらした悪影響について詳しくふれてきました。食物繊維の摂取量が減り、腸内環境は悪化し、腸トラブルが増加し、大腸ガンの患者さんもふえ続けています。

私自身も、食事の欧風化の弊害をたびたび指摘してきましたが、やはり、いい添えておかなければならない点があります。

食事の欧風化には、マイナス面があることは事実だとしても、逆に、欧風化によって大きく改善されたところもある、ということです。

この50年ほどの間に、日本人の寿命は飛躍的に伸びました。**１９５０年当時、日本人の平均寿命は、先進国のなかでも最も低い61歳でした。それが、わずか半世紀ほどの間に、世界でいちばんの長寿国にまで昇りつめたのです。**

先の項でもふれたとおり、１９５０～60年代には、脳卒中のうちの脳出血で多くの人が亡くなっていました。食事でとる脂質や動物性たんぱく質の摂取が不足していたため、血管がじょうぶではなかったのです。

そんな日本人が長寿になったことには、食事の欧風化が一役買っていると考えてよいでしょう。

戦後の欧米食が広まったことによって、日本人の栄養状態は大きく改善されました。**じょうぶで、しなやかな血管をつくるのに必要なたんぱく質や脂質の摂取量がふえ、血管がじょうぶになったのです。**このため、血管が破れにくくなり、脳出血が起こる頻度が大きく下がったのです。

加えて、塩分を多く含んだ和食のメニューを摂取する機会が少なくなったため、塩分の摂取量も**減**りました。**減塩**によって、血圧にもよい影響が及びました。

このように、いわゆる欧米型の食事にもメリットがあり、それが日本人の寿命を延ばすことに力を貸したことは間違いありません。

そして、いま求められているのは、**欧米型の食事のメリット、デメリットをよく知ったうえで、日々の食事をどう組み立てていくか**ということです。

では、私たちはどうすればよいか。どんな食事をとればよいのでしょうか。

次のページからは、「腸冷えを取り寿命を延ばす！　腸の温めレシピ」をご紹介します。いずれも手軽に作れて腸を温めるものばかりです。おいしく食べて、健康長寿の実現に役立ててください。

１２１ページからの第３章では、腸冷えを解消し、健康な腸をつくり出すために、食事をどのように変えていけばよいか、私の考え方をお話しします。

腸冷えを取り寿命を延ばす！

腸の温めレシピ

体にさまざまな悪影響をもたらす「腸の冷え」。ここでは、第２章でご紹介した「正しい腸の温め方・５つのルール」と、第３章でご紹介する「腸活置き換え食材」に則ったレシピをご紹介します。

下の写真は、ふだんの食材に置き換えるだけで、腸を温める効果のある「腸活置き換え食材」です。ちょっとした工夫で、腸が温まり、健康の回復が期待できます。ぜひお試しください。

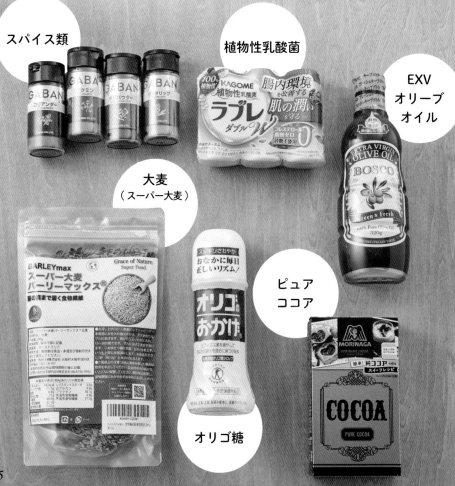

もち麦ごはんのスパイスカレー

食物繊維が豊富なもち麦をごはんに混ぜて炊き、スパイスを加えたカレーをかけた一品。スパイスは、お好みで決めてかまいません。時間がなければ、市販のレトルトカレーにスパイスを加えてもＯＫです。

もち麦ごはん

材料（炊きやすい分量）

- 米……2合
- もち麦……100g
- 雑穀……1パック(30g)

作り方

❶米は研いで炊飯器の内釜に入れ、2合の水加減にする。さっと洗ったもち麦を加え、もち麦の倍量の水（200mℓ）を加える。

❷雑穀を加え、普通に炊飯する。

チキンとカリフラワーのスパイスカレー

材料（4～5人分）

- 鶏もも肉……大1枚
- 塩、コショウ……各少々
- タマネギ(薄切り)……大1個分
- EXVオリーブオイル……大さじ3
- ニンニク・ショウガのすりおろし……各1片分
- Ⓐ
  - クミンパウダー、ターメリックパウダー……小さじ1
  - チリペッパー……小さじ1
  - コリアンダーパウダー……大さじ1
- 塩……小さじ1
- トマト水煮缶……1/2缶(200g)
- カリフラワー(小房に分ける)……100g
- パセリ粗みじん切り……適量

作り方

❶鶏肉は皮と脂肪を除いて食べやすい大きさに切り、塩、コショウをしておく。

❷タマネギとオリーブオイルをフライパンに入れ、中火で濃いきつね色になるまで炒める。

❸ニンニクとショウガ、水（分量外）大さじ3を加え水分がなくなるまで炒める。

❹Ⓐのスパイス、塩を入れて2～3分炒める。

❺トマト缶を加え水分がなくなるまで炒める。

❻水（分量外）500mℓを加えて火を強め、沸いたら①の鶏肉、カリフラワーを加え、20分ほど汁気がなくなるまで煮る。

❺器にもち麦ごはんを盛り、カレーを添えて、パセリをふる。

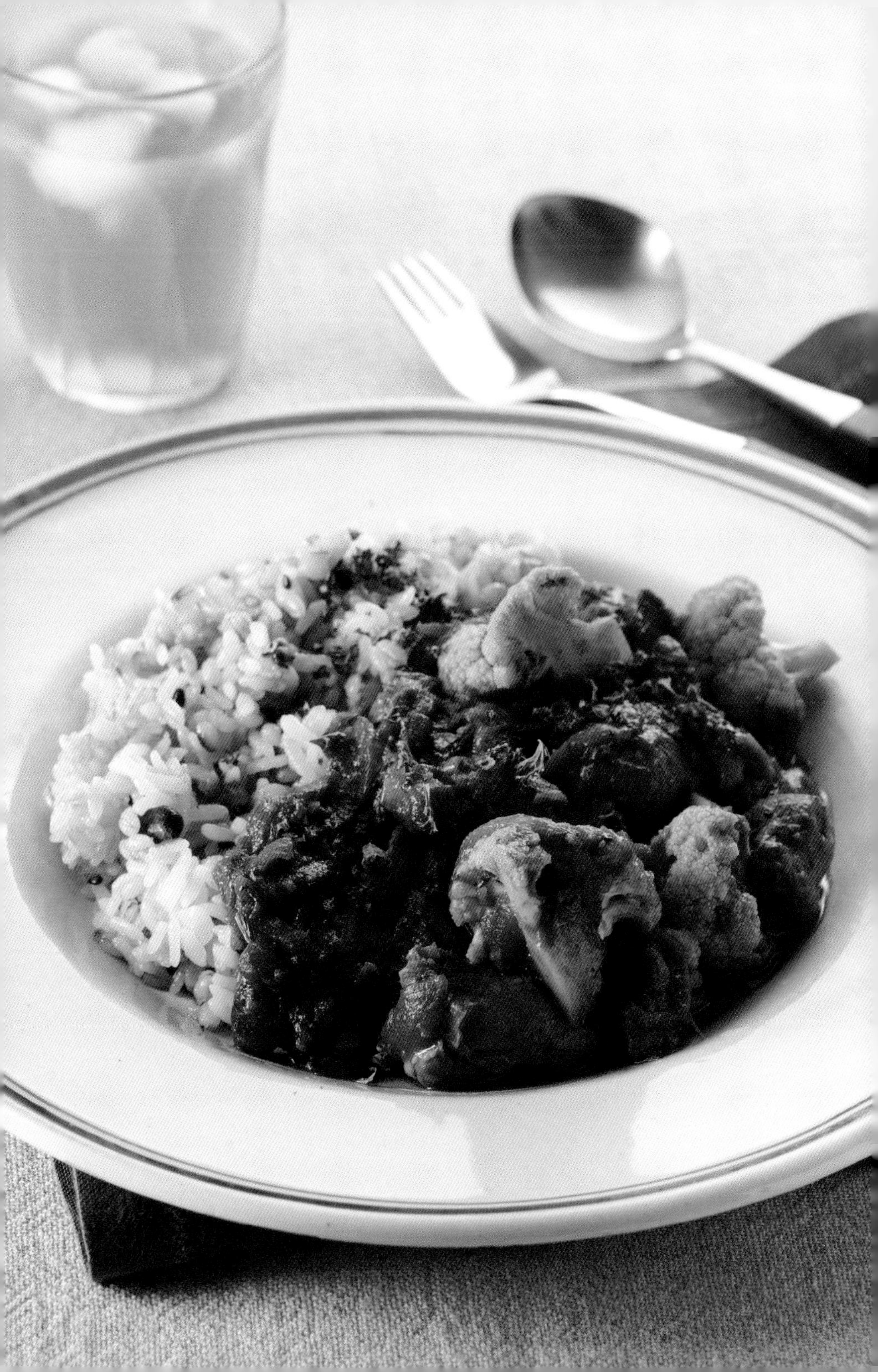

イワシのグリル オリーブオイルがけ

イワシ、サバ、サンマなどの青魚に含まれるＤＨＡやＥＰＡなどの脂は、腸を温めるのに最適です。オリーブオイルをかけることで、さらに温め効果が高まります。手軽にできるので、ぜひお試しを。

材料（2人分）

イワシ（頭と内臓を取ったもの） ……… 小4尾
塩（イワシの2%程度の量） ………………適量
ベビーリーフ ……………………………適量
レモン（くし形） …………………………適量
EXVオリーブオイル ……………………適量

作り方

❶イワシに塩をする。

❷ベビーリーフは洗って水気を切っておく。

❸グリルをあらかじめ温めておく。①のイワシを並べ、中火で4～5分ほど焼き、裏返して2～3分焼く。

❹イワシを器に盛り、ベビーリーフとレモンを添える。

❺イワシにオリーブオイルをかけ、レモンをしぼり、ベビーリーフを絡めながらいただく。

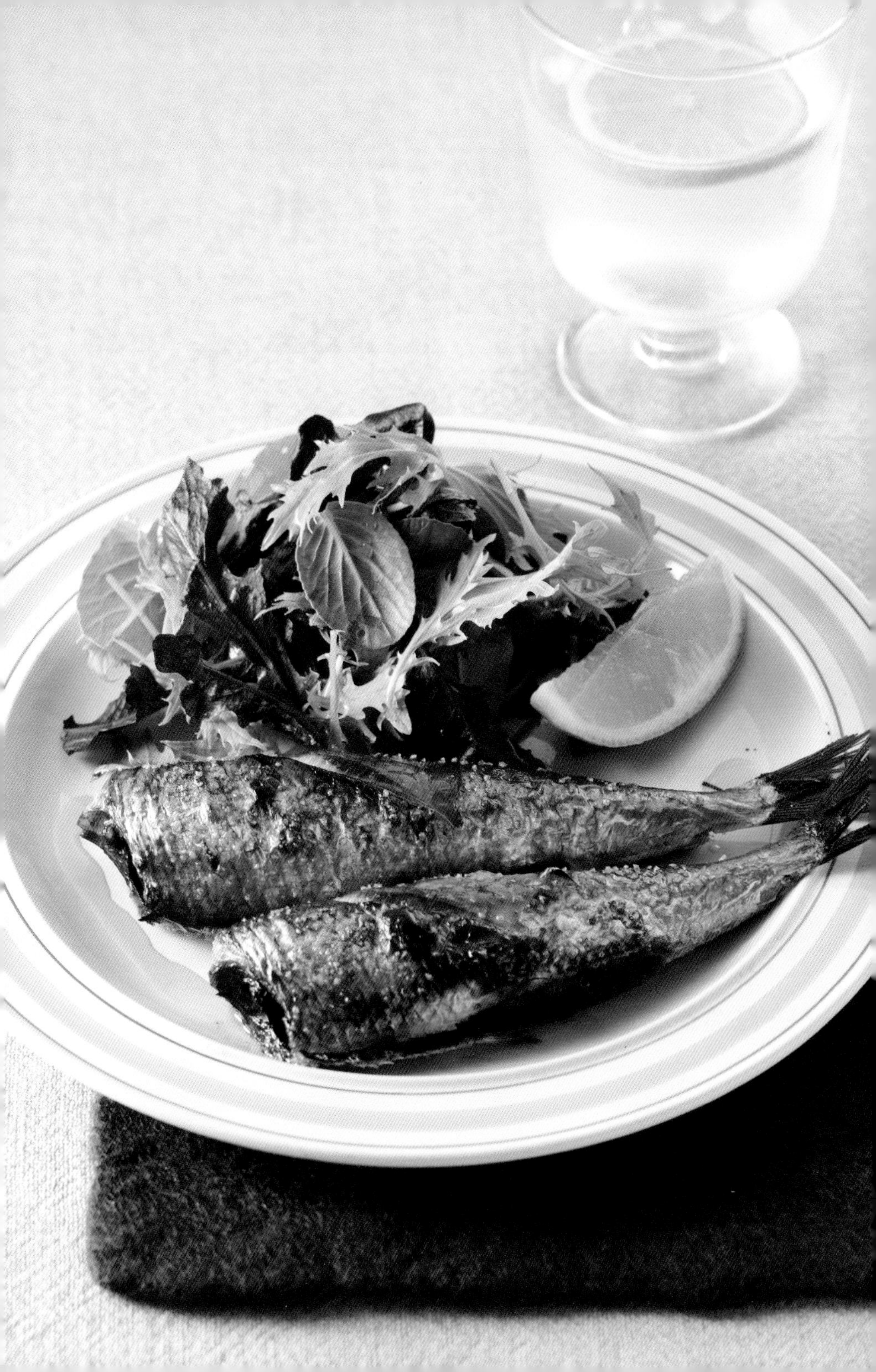

トマトおでん

あつあつのおでんは、冬に最適の温めメニューです。おでんに使われるだしには、副交感神経を優位にし、腸の働きをよくするグルタミン酸が豊富です。また、トマトにもグルタミン酸は多く含まれています。

材料（2～3人分）

	大根(2cm厚さの輪切り)	4個(300g)
	トマト	3個
	だし(カツオ)	600mℓ
	結び昆布(おでん用)	6個
	結びしらたき(下ゆでをする)	1パック(8個)
	イワシのつみれだんご(市販で無添加)	4個
Ⓐ	塩	小さじ1/2
Ⓐ	薄口しょう油	大さじ1と1/2
Ⓐ	オリゴ糖	大さじ1
	ゆで卵	2個
	ゆでたスナップエンドウ	4個

作り方

❶大根は皮をむいて半分に切り、耐熱容器に入れ、電子レンジ（600W）で6分加熱する。

❷トマトはヘタをくり抜いてからさっとゆで、皮をむいておく。

❸だし汁に結び昆布を入れ弱火にかける。①の大根、結びしらたき、イワシのつみれ、Ⓐの調味料を加え、15分ほど煮る。

❹さらにゆで卵、②のトマトを加え5分ほど煮て、火を止めて味が染みるようにそのまま冷ます。

❺食べるときに温め直し、ゆでたスナップエンドウを加える。

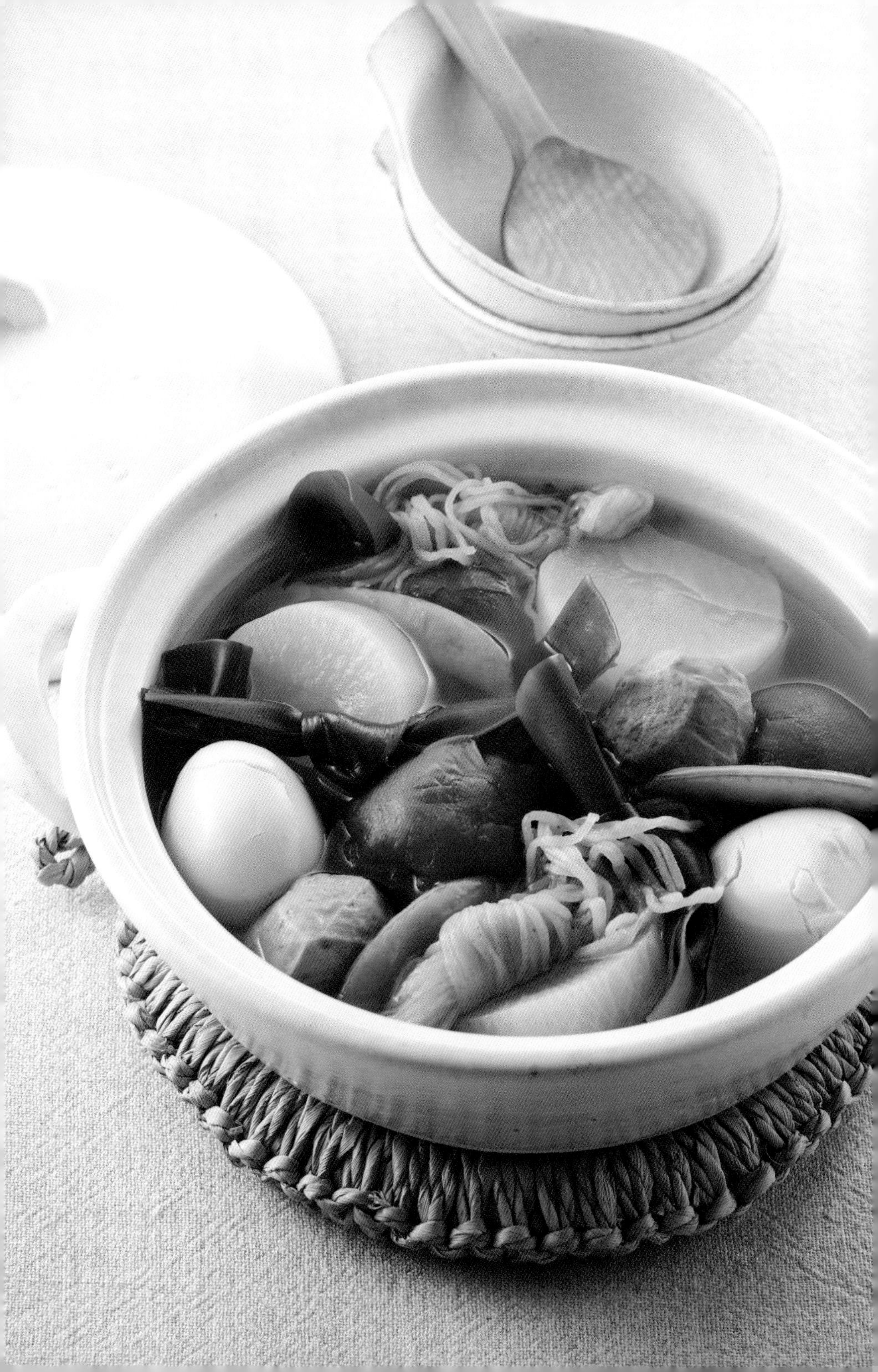

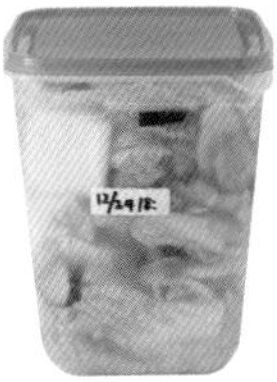

水キムチ（乳酸菌飲料を使って）

乳酸菌のうち、ヨーグルトなどに含まれる動物性乳酸菌より、漬け物などに含まれる植物性乳酸菌のほうが、腸を温める効果は高いといえます。市販の乳酸菌飲料を使うと、驚くほど簡単に漬け物が作れます。

材料（作りやすい分量）

ハクサイ、キュウリ（新鮮なもの）など
合わせて……………………………… 700g
リンゴ ……………………………… 1/4個
塩……………………………大さじ1.5（3%）
ニンニク、ショウガ（薄切り） ……… 各1片
→風味づけと殺菌
赤トウガラシ（長いまま） ……………… 1本
→風味づけと殺菌
昆布……………………… 約5㎝角（あれば）
オリゴ糖 ………………………… 小さじ2
乳酸菌ラブレ ………………… 1本（80㎖）
水…………………………… 500〜600㎖
容器（1300㎖入る透明な保存びんか深めのタッパー）

作り方

❶野菜はきれいに洗う。ハクサイはひと口大に切る。キュウリは7〜8㎜の輪切りにする。リンゴは7〜8㎜のイチョウ切りにする。

❷ハクサイとキュウリを清潔なボウルに入れ、塩をやさしくまぶし、しんなりするまで置いておく。しんなりしたら、リンゴ、ニンニク、ショウガ、赤トウガラシを加え、全体を混ぜる。

❸清潔にした保存びんか深いタッパーに②を入れ、昆布をのせる。

❹③にオリゴ糖、乳酸菌ラブレ、水500〜600㎖を加え、野菜が水から顔を出さないように落としラップをして、ふたをする。

❺冬場は1〜2日、夏場は3〜6時間室内に置く。少し酸味が出てきたら発酵が始まっているので、冷蔵庫に入れる。

❻1週間を目安に汁ごといただく。

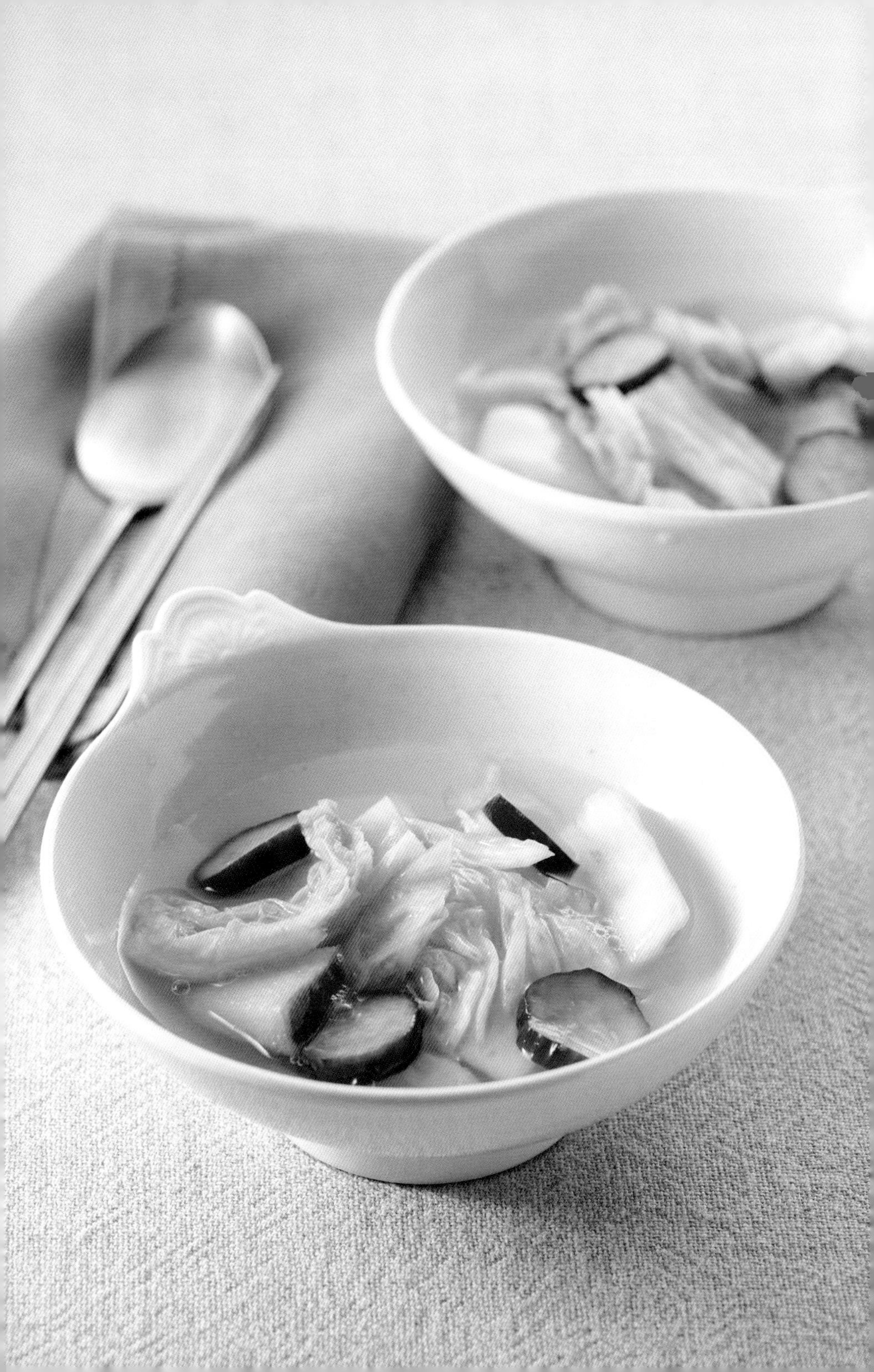

地中海式和食の焼きサバ定食

地中海式和食は、地中海型食生活と和食のいいとこ取りをしたものです。発酵食品や、野菜、穀物、魚介類を中心に食べ、オリーブオイルを多用します。日本人には取り入れやすい腸の温めメニューといえます。

もち麦ご飯

材料（2人分） もち麦ごはん …300g

作り方 106ページ参照

みそ汁

材料（2人分）

だし汁（昆布を水にひと晩つけておく）…350ml
豆腐（ひと口大に切る。）……1/4丁
乾燥ワカメ……小さじ1
みそ……大さじ1と1/2
刻みネギ……少々
EXVオリーブオイル……適量

作り方

❶だし汁に豆腐、ワカメを入れ火にかける。温まったらみそを溶かし入れ、ネギを加える。
❷器に盛り、オリーブオイルをたらす。

ブロッコリーとワカメのポン酢和え

材料（2人分）

ブロッコリー……80g
乾燥ワカメ……大さじ2
大根おろし（軽く水気を切ったもの）……大さじ3
ポン酢……大さじ1
EXVオリーブオイル……小さじ1

作り方

❶ブロッコリーは3分ほど塩ゆでにし、ざるにあげておく。
❷乾燥ワカメは戻しておく。
❸①のブロッコリー、②のワカメ、大根おろしをポン酢とオリーブオイルで和え、器に盛る。

サバのレモンホイル焼き

材料（2人分）

サバの切り身……2切れ（160g）
塩……少々
シイタケ、エノキタケなど……1.5パック（150g）
ミニトマト（半分に切る）……6個
ニンニク（薄切り）……1片分
塩、コショウ、EXVオリーブオイル……各少々
国産レモン（薄切り）……2枚
EXVオリーブオイル……適量

作り方

❶サバに切り込みを入れて塩をふり、10分ほどおき、水気をふいておく。
❷シイタケ、エノキタケは石づきを除き、ひと口大に切る。
❸アルミホイル25×25㎝を2枚用意する。
❹③のホイルに②のキノコ、ミニトマト、ニンニクを均等に置き、塩、コショウをふり、オリーブオイル少々を回しかける。
❺①のサバ、レモンスライスをのせて、ぴっちり包む。
❻オーブントースターで15〜20分ほど焼く。
❼いただくときに、オリーブオイル少々をかける。

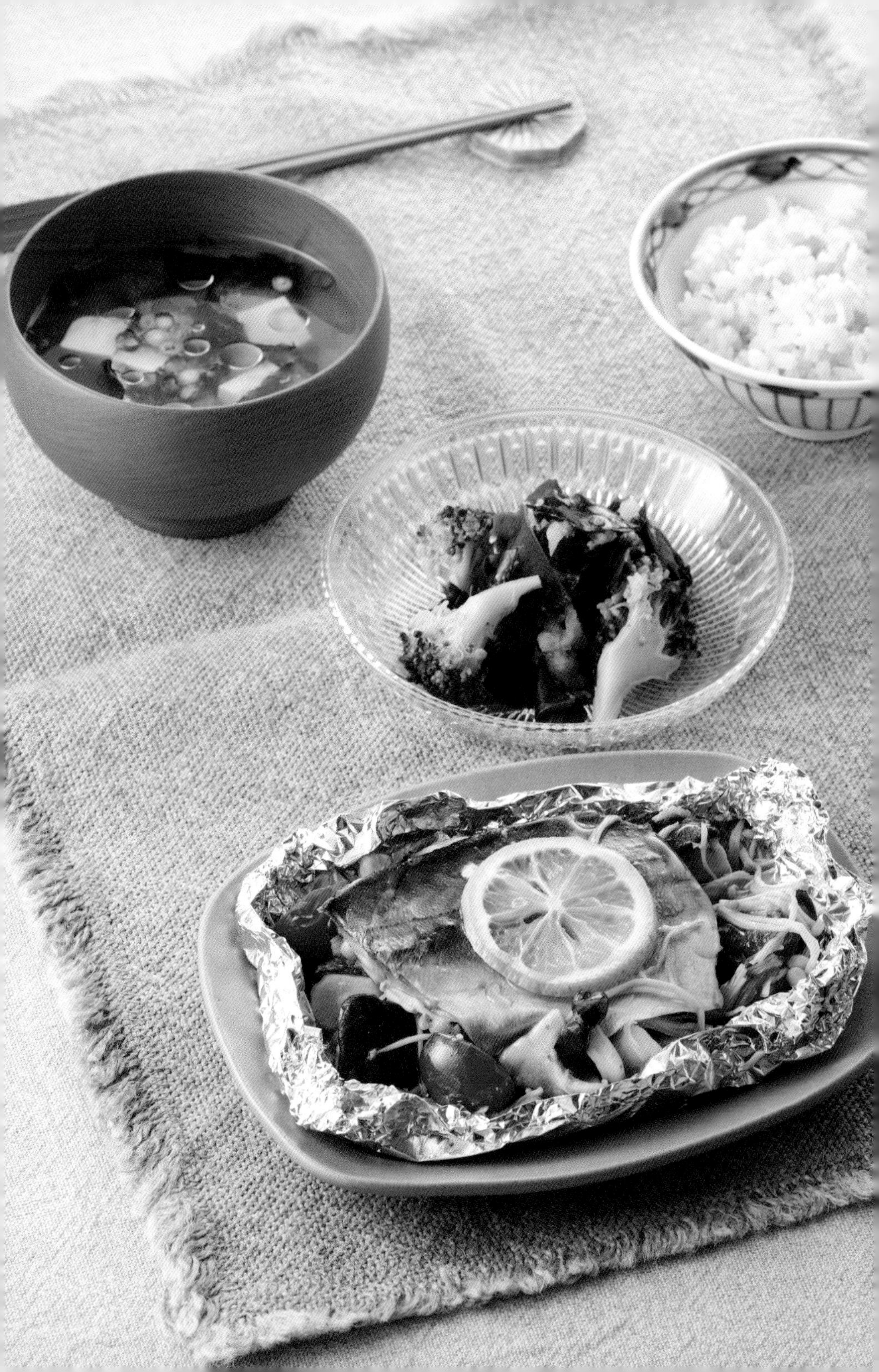

バナナ豆乳ココア

砂糖の代わりに、オリゴ糖で甘味をつけると、腸内でビフィズス菌がふえます。オリゴ糖は、バナナや豆乳にも含まれています。また、最後に垂らすオリーブオイルは、温かさを持続させる効果があります。

材料（マグカップ2杯分）

バナナ（よく熟したもの）……………… 小1本
ココア …………………………… 小さじ4
豆乳………………………………400mℓ
オリゴ糖 ……………………………適量
EXVオリーブオイル ………………適量

作り方

❶ミキサーにバナナをちぎって入れ、ココア、豆乳を入れ、撹拌する（ミキサーがない場合は、ボウルにバナナをちぎって入れ、ココアを加えフォークでつぶす）。

❷豆乳を加え、泡立て器でよく混ぜる。

❸お好みでオリゴ糖を加える。

❹③を、マグカップ2個に均等に注ぐ。カップ1個につき、電子レンジ（600W）で1分ほど加熱する。

❺仕上げにオリーブオイルを垂らし、温かいうちにいただく。

オリーブオイルの温め効果が一目でわかる！

あつあつで湯気が立っているお湯にオリーブオイルを垂らすと……

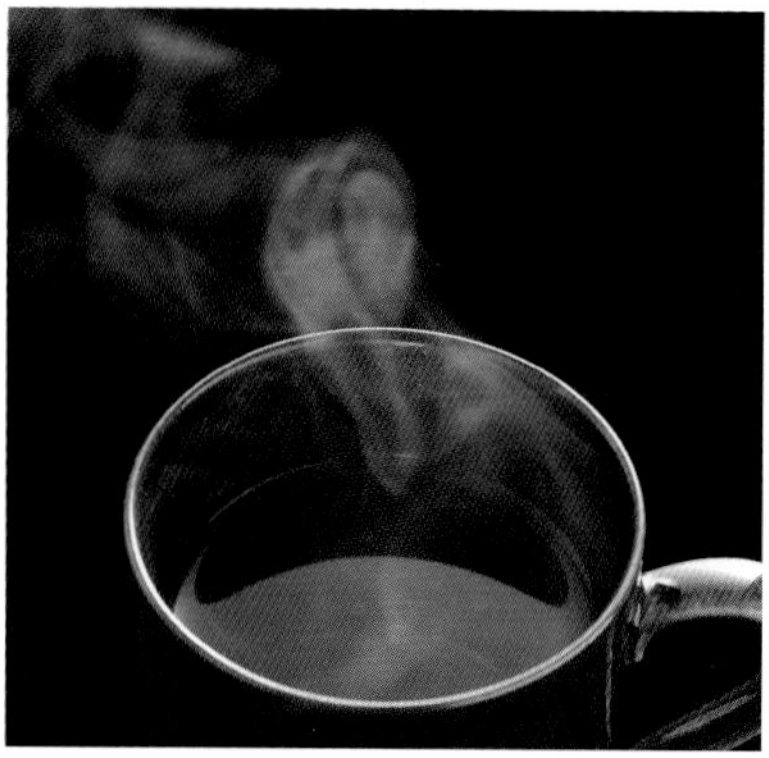

一瞬で表面に油膜ができて、湯気が消えた＝**熱さが封じ込まれた！**

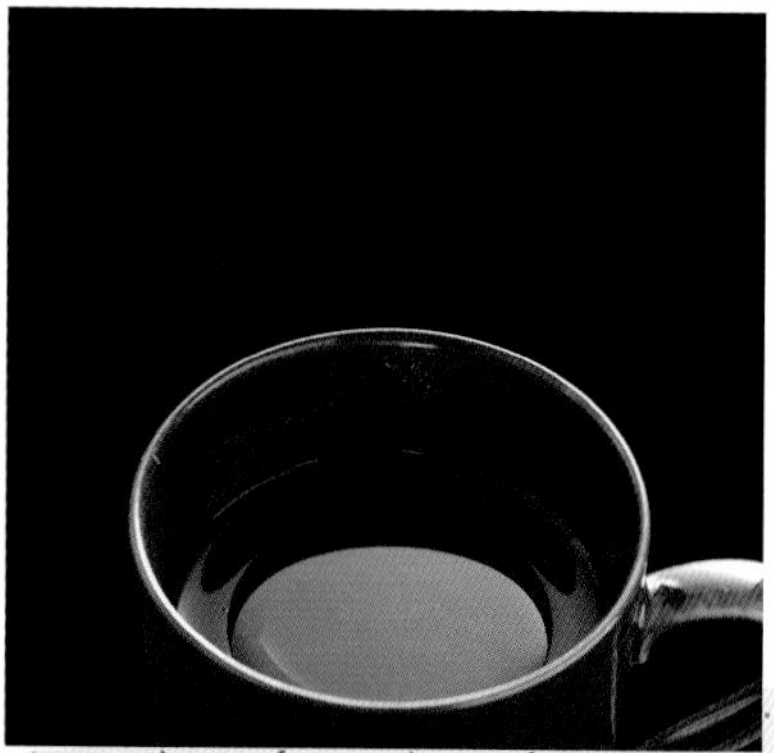

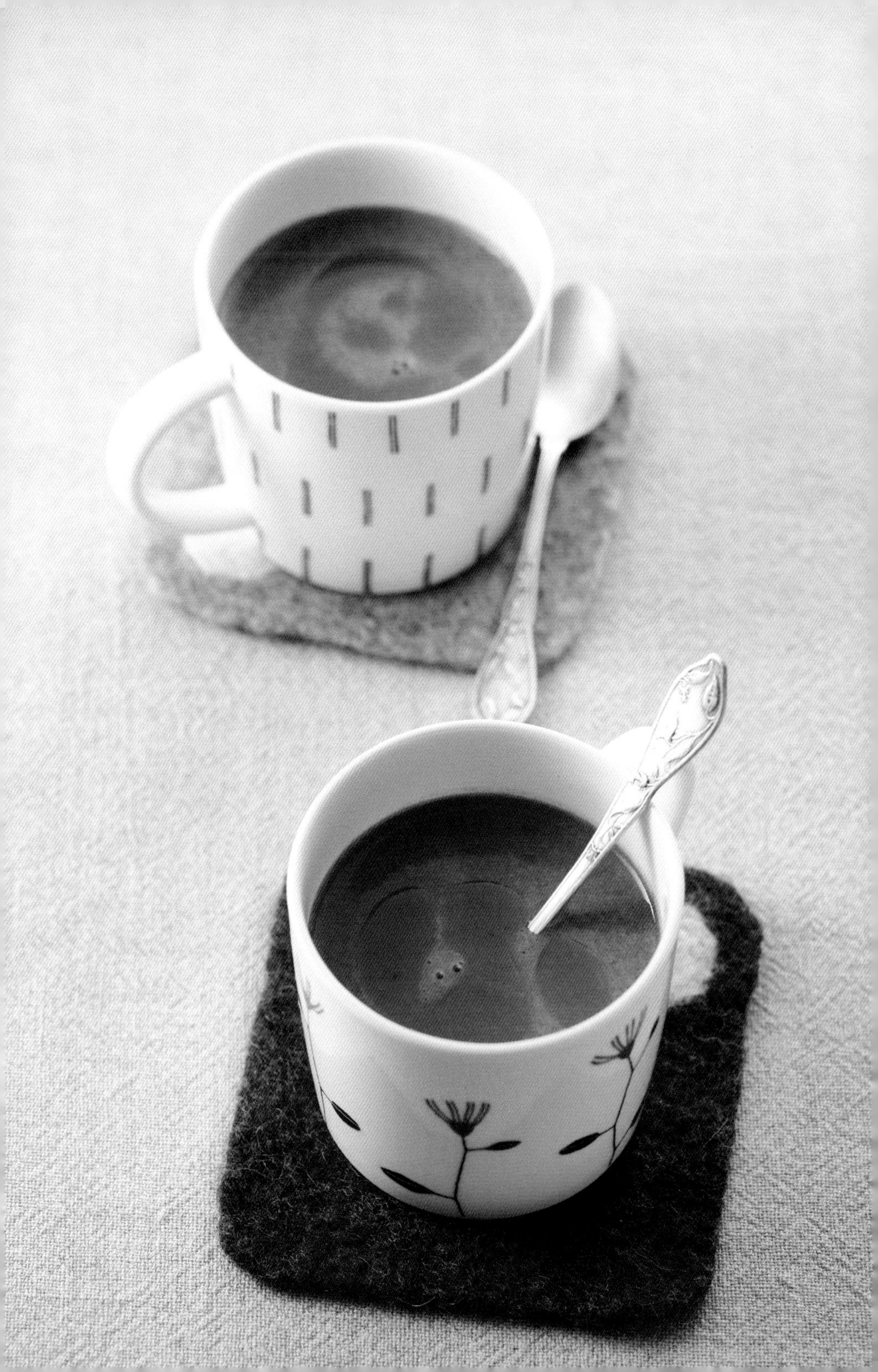

ファイバーボールのトマトソース煮

ファイバーボール（作り方は120ページ）は、水溶性食物繊維の豊富な寒天と、不溶性食物繊維の豊富なおからを丸めたもので、１個で約２gの食物繊維がとれます。いろんな料理に入れるといいでしょう。

材料（２人分）

ファイバーボール	8個
タマネギ（薄切り）	1/2個
ニンニク（薄切り）	1片分
EXVオリーブオイル	大さじ1
トマト水煮	1/2缶（200g）
塩	小さじ1/2
コショウ	少々
オリゴ糖	小さじ1/2
ミックスビーンズ（ドライパックまたは缶）	110g
シメジ	1/2パック（50g）
ブロッコリー（小房に分けてゆでたもの）	6房

作り方

❶鍋にタマネギ、ニンニク、オリーブオイルを入れ火にかける。

❷タマネギがしんなりしたら、トマト缶を加えて炒める。塩、コショウをして、オリゴ糖、ミックスビーンズを加え、５分ほど煮る。

❸②にシメジ、ファイバーボール、水（分量外）大さじ3を加え、蓋をしてさらに5分ほど煮る。

❹汁気が少なくなくなったらブロッコリーを加えて温め、器に盛る。

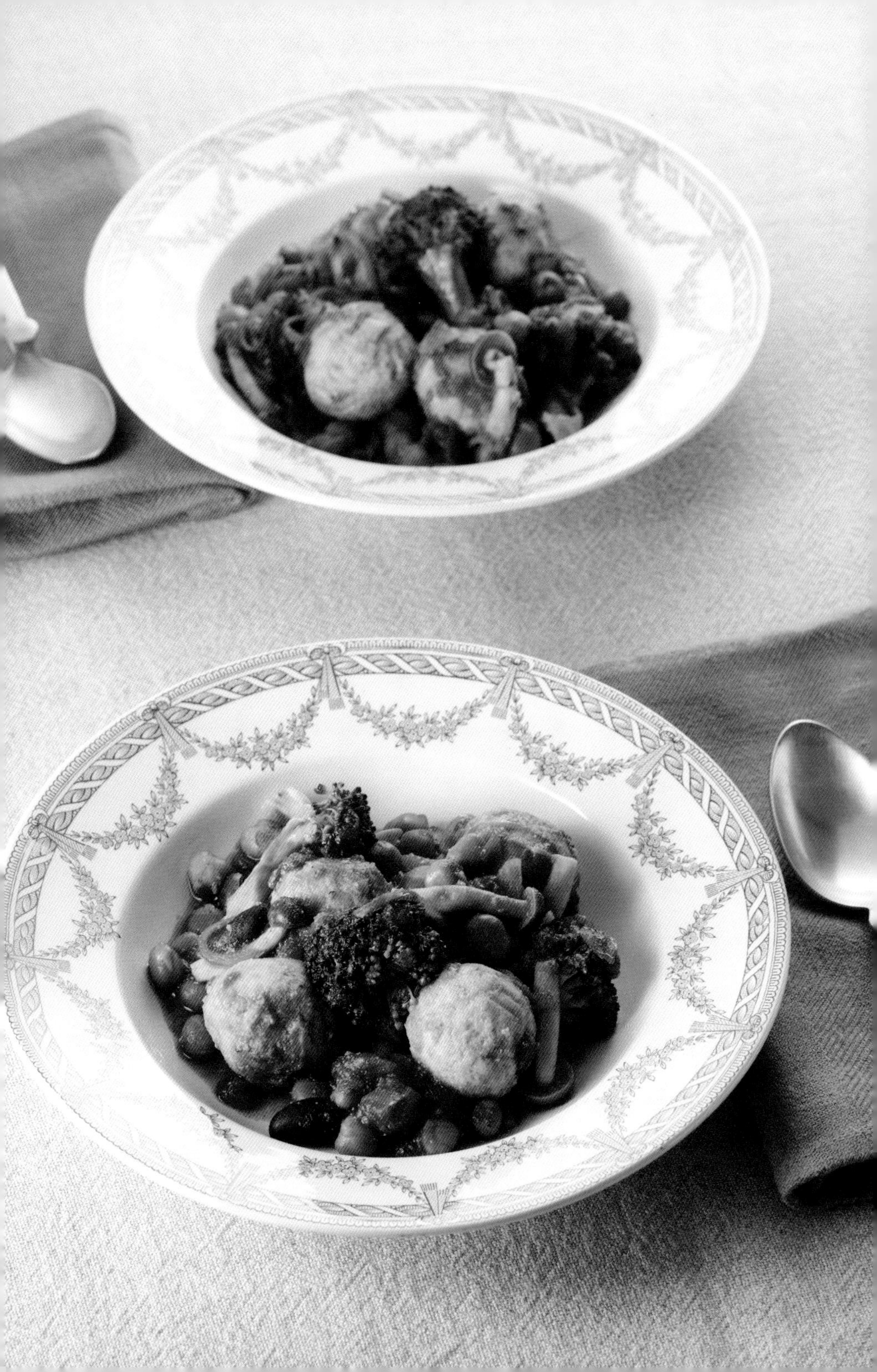

ファイバーボールの作り方

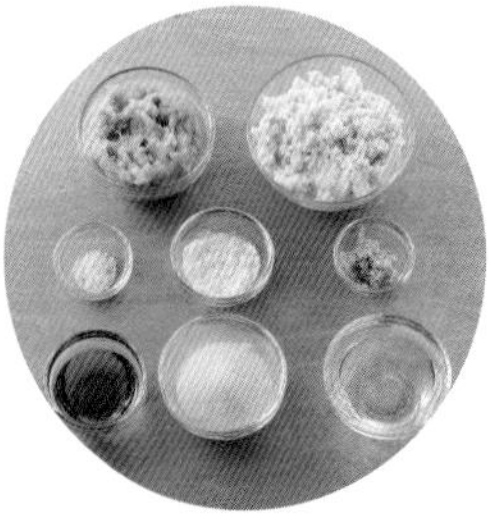

材料（20個分）

鶏ささみひき肉
（むね肉でも可）…………… 200g
塩………………… 小さじ2/3（4g）
かたくり粉 ………………… 10g
おろしショウガ………1/2かけ（6g）
EXVオリーブオイル…大さじ2（24g）
粉寒天…………………… 24g
おから ………………… 200g
水…………………… 40〜50㎖

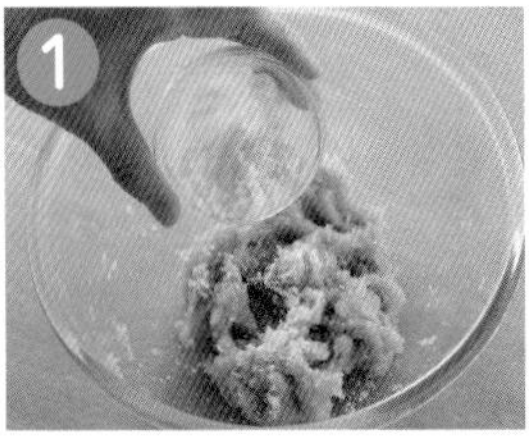

ボウルに鶏ささみひき肉と塩を入れてよく混ぜる

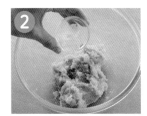

かたくり粉を加えてよく混ぜる

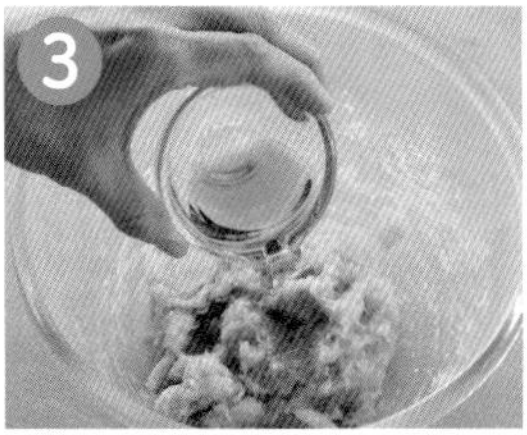

おろしショウガを汁ごとと、オリーブオイルを加えてよく混ぜる

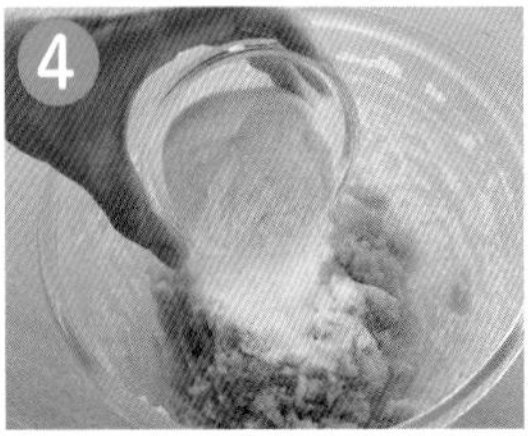

粉寒天を加えてよく混ぜる

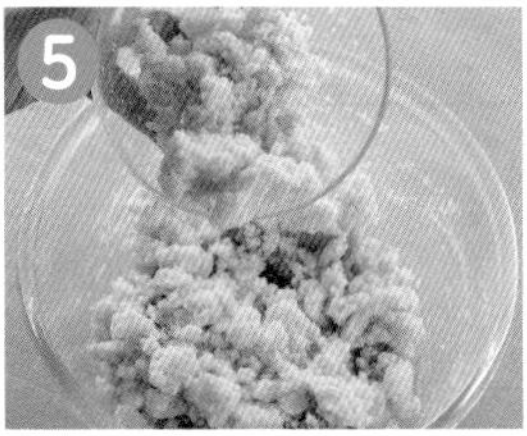

おからを加え、全体がなじむようによく混ぜる

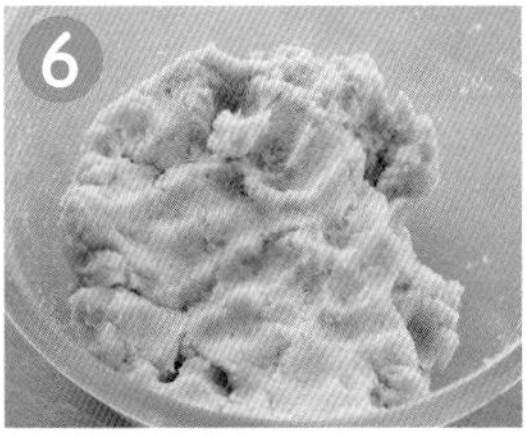

水を加え、耳たぶくらいの固さになるようにする。固ければ水を加えて調節する

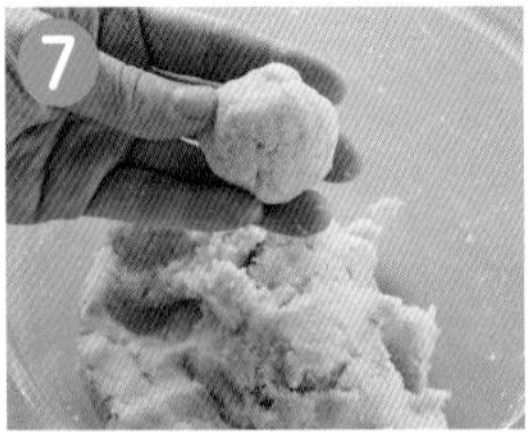

全体で20個分になるくらいの大きさで丸める

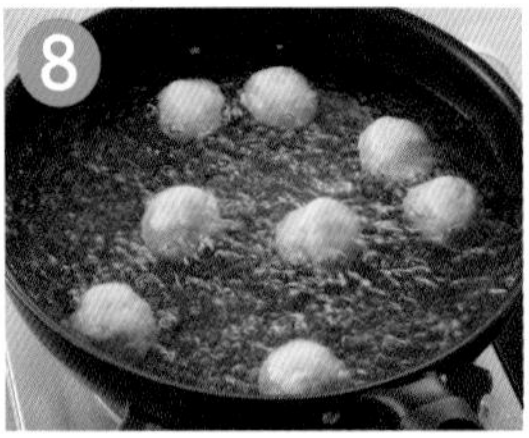

たっぷりの熱湯にボールを入れ、浮いてきたらそのまま少しゆで、ざるに取って水気を切る

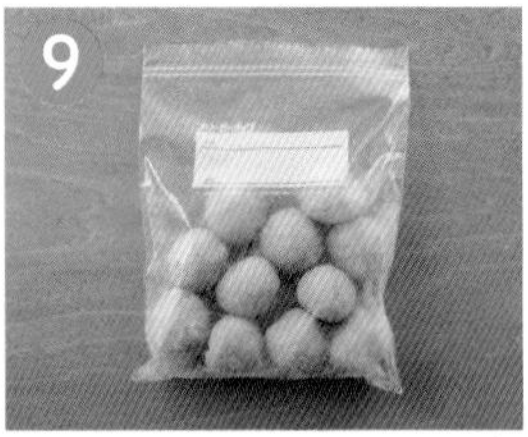

その日食べる分以外は冷凍保存をするとよい

第3章　腸活置き換え術

7つの提案&腸を元気にするベスト食材10

私が置き換えを提案する理由

この章では、冷えた腸を温め、腸の働きを大きくアップさせるために、食について、7つの置き換えを提案します。

「置き換え」というかたちで提案することには、当然ながら、理由があります。

食事を変えていこうというとき、どこから始めたらいいか、迷ってしまう人もいらっしゃるでしょう。そんな人にとって、置き換えというかたちで具体的な提案がなされれば、**第一に、置き換えというかたちにすると、行うことが具体的で、明解になります。**「これから始めてみようか」「自分も試してみるべきかどうか」、それを判断すればよいだけになります。

第二に、その判断の材料となるデータもできるだけ揃えるように努めました。置き換えを勧める科学的根拠や期待できる効果、実際に効果が挙がった際のデータなどもお示しします。あとは、出されたデータなどを吟味していただいて、自分がやってみたいかどうか検討していただければ、と思います。

第三に、具体的なやり方、レシピも提案します。できるつくりやすいかたちでのシンプルなレシピを心がけました。

105~120ページのカラーページでは、私と料理家である古澤靖子さんの共同作業によるレシピも、既にごらんになっているかと存じます。そちらも、私の置き換えの主旨を反映したものであることはいうまでもありません。

腸活置き換え食材①　白米→大麦（もち麦またはスーパー大麦）

置き換え食材の比較

●白米

もみ米からもみ殻を除いたものが玄米で、さらに玄米を精白し、胚芽と糠層を除くと、白米になります。精白米とも呼ばれます。

白米の主成分はデンプンで、重量のおよそ90%を占め、脂質、ビタミン、ミネラル、食物繊維などは少なめ。これは、デンプン以外の成分の大部分は胚芽と糠層に含まれており、精白の段階で除かれるためです。

その特徴は、食べやすさと消化効率のよさにあります。脂質や食物繊維が少ないため、離乳食や介護食にできるほど、胃腸に負担をかけずに栄養摂取できます。

精白米（うるち米）は、100gで342Kcal、糖質は83・1g含まれ、FGI値（59ページ参照）は166・2もあり、血糖値を上げやすい点が、肥満の人や、糖尿病が気になる人にはネックとなります。

●大麦（もち麦・またはスーパー大麦）

大麦にも、いろいろな種類がありますが、特に水溶性食物繊維であるβ‐グルカンが豊富な「もち麦」を中心に取り上げます。

もち麦の糖質量は100g当たり66・1gです。白米に比べると約13g少なく、これはスティック砂糖約4本分に相当します。

私の考案した「FI値（ファイバー・インデックス値）」は、食材中に含まれるカロリーと食物繊維の比です。FI値が低いほど、食物繊維が多くて低カロリーの食材ということになります。精白米のFI値が684であるのに対して、もち麦ごはん（白米：もち麦

＝２：１で炊いた場合）のＦＩ値は75です。ですから、もち麦ごはんは白米に比べ、かなり低カロリーで食物繊維がたっぷりだということがよくわかります。ダイエットにも活用しやすい食材です。

また、「ＦＧＩ値（ファイバー・Ｇ・インデックス値）」という、「適量の糖質をとりつつ、食物繊維を豊富にとる」指標でも、もち麦ごはんは16・9と、低い値を示しています。

しかも、もち麦は、不溶性と水溶性食物繊維とのバランスを示す「ＳＦ値（サルバブル・ファイバー値）」も非常に高いのです。

数値的には、栄養成分の比較（１００ｇあたり）も示しておきましょう。

	水溶性食物繊維	不溶性食物繊維
精白米	微量	０・５ｇ
もち麦	９・０ｇ	３・９ｇ

（※精白米は日本食品標準成分表２０２１年版〈八訂〉から、もち麦はメーカー調べ）

食物繊維が少なめな白米に対して、もち麦は水溶性食物繊維と不溶性食物繊維を豊富に含みます。つまり、足りなくなりがちな水溶性食物繊維の摂取源として、とても優れていることがわかります。

水溶性食物繊維であるβ‐グルカンには、多くの効能があります。**水に溶けるとゲル状になり、血糖値やコレステロール値の上昇を抑えます。**また、腸内で善玉菌のエサとなり、**腸内環境を改善。便通解消**にも役立ちます。

食事をすると、「やせホルモン」と呼ばれるGLP‐1という物質が分泌され、食欲を抑制したり、インスリンの分泌を促したりします。β‐グルカンは、このGLP‐1の分泌を促し、**食後血糖値の急上昇を抑えることがわかってきています。**血糖値やコレステロール値の上昇も抑制するため、もち麦を継続的に摂取していくと、**糖尿病などの生活習慣病・心血管病の予防・改善**も期待できます。

ほかの栄養成分でいえば、ゆでたまご1個（約50g）のたんぱく質量が6・5g。それに比べて、もち麦1食（70g）には2・1gが含有されています。たんぱく質量も意外に多めです。もち麦には、白米にはほとんど含まれていないマグネシウムやカルシウムなどのミネラルも含まれます。

置き換えポイント

第2章の「常識のウソ・ホント」の項でもふれましたが、糖質制限ダイエットを行って糖質を減らそうとするあまり、食物繊維の摂取が減ってしまい、便秘に悩まされる人がふえています。糖質は、脳や体を効率的に動かすための大事なエネルギーです。糖質の摂取量の制限を考慮する必要のある糖尿病の患者さんなど以外では、健康な人がやみくもに糖質を避けることには賛成できません。

食べ方としては、白米に大麦（もち麦、またはスーパー大麦）をブレンドして食べるのがよいでしょう。白米に足りない食物繊維などを補うことができます。常食することで、優れた水溶性食物繊維であるβ‐グルカンの効能も生かせます。

白米とブレンドしていっしょに炊く場合、米：もち麦＝２：１の比率が勧められます。この比率で炊くと、もち麦の独特な食感や白米の甘みをバランスよく感じられるはずです。他にも、スープの具材として使ったり、ひき肉のかさ増し用の食材として応用したりする方法もあります。

データ

２０１０年に「フード・リサーチ・インターナショナル」誌に掲載された論文は、健常者を2群に分け、一方の26名にはβ‐グルカン0・75gを毎日摂取してもらい、もう一方の26名にはβ‐グルカンなしで過ごしてもらいました。

すると、β‐グルカンを摂取したグループでは、腸内環境が改善し、排便力も強くなっているという結果が報告されています。便秘傾向の人がβ‐グルカンの含まれた大麦入りご飯を食べることによって、排便の回数が増加することが確認されたのです。

私のクリニックでは、便秘薬としてマグネシウム製剤を服用している慢性便秘症の患者さんに、もち麦ごはんを1日2杯食べてもらったところ、便秘薬を減らすことが可能になり、さらに、腹部膨満感の症状も改善したというデータが出ています。

腸活置き換え食材②　白砂糖→オリゴ糖

置き換え食材の比較

●白砂糖

味にクセがなく、安価で使いやすいため、一般的に広く使われています。しかし、精製された砂糖には、ミネラルなどの栄養素がなく、摂取すると、急速に血糖値の上昇を招くため、体の負担となるおそれがあります。カロリーも高く、肥満の原因ともなります。

●オリゴ糖

糖類の一種で、さまざまな種類があります。穀類や豆類、野菜、果実などに含まれています。特に難消化性オリゴ糖は、消化酵素によっても消化・吸収されないため、**食後血糖値の上昇がほとんど見られません**。また、多くのオリゴ糖が善玉菌のエサとなって**腸内環境を改善し、腸の働きを整え、便秘を解消し、腸を元気にする**ために役立ちます。

オリゴ糖を1日3gとると、腸内のビフィズス菌が数倍にふえるというデータも出されています。ならば、ビフィズス菌を直接摂取すればいいと思われるかもしれませんが、食事でとったビフィズス菌は、胃酸で死んでしまいます。むしろ、**おなかにいるビフィズス菌に、エサとしてのオリゴ糖を与えるほうが効率的**なのです。

置き換えポイント

精製された砂糖の代わりに、甘みを代用する人工甘味料を使用するという方法もありますが、人工甘味料の安全性には疑問があり、いまひとつ信頼して使うことができません。

オリゴ糖は血糖値の上昇を抑える効果を有するため、**糖尿病が気になる人は、砂糖よりも安心して使う**ことができます。

オリゴ糖の摂取には、いろいろなパターンがあります。食品によって、含まれるオリゴ糖にも違いがあり、腸内の善玉菌からみても、その好むオリゴ糖が異なるのです。さまざまな食品からオリゴ糖をとることがお勧めです。

①発酵食品からとる

イソマルトオリゴ糖は、**みそやしょうゆ**などの発酵食品、**ハチミツ**に多く含まれます。消化性（一部が難消化性）。オリゴ糖の中ではややカロリーが高め。ほかの糖類に比べ、熱や酸に強いのが特徴です。

②大豆からとる

きな粉、納豆、豆乳などの大豆や豆科植物に含まれるのが、大豆オリゴ糖。難消化性。ほかのオリゴ糖よりも、少量で便秘解消効果があるとされています。整腸作用が高く、**便通改善、免疫力アップ**効果も高い特徴があります。

③野菜からとる

野菜によって、それぞれ、違う種類のオリゴ糖が含まれます。ニンニク、バナナ、タマネギなどには、フラクトオリゴ糖が主に含まれています。虫歯になりにくく、難消化性です。

タケノコ、トウモロコシには、キシロオリゴ糖が主に含まれています。虫歯になりにくく、低カロリーで難消化性です。

アスパラガスやキャベツには、ラフィノースが主に含まれます。難消化性です。オリゴ糖の中では、最も早くビフィズス菌のエサになるといわれています。

④市販のオリゴ糖甘味料

調理には、市販のオリゴ糖甘味料が使いやすいでしょう。オリゴ糖は、砂糖よりも甘みがさっぱりしているのが特長なので、使いすぎに注意してください。無添加のものを使用しましょう。

データ

マグネシウム製剤を服用している慢性便秘症の患者さん29名に、オリゴ糖（乳糖果糖オリゴ糖）6・2gを、1日1回服用してもらったところ、マグネシウム製剤の減量に成功しました。つまり薬に頼る代わりに、慢性便秘症をオリゴ糖によって改善できたということになります。

腸活置き換え食材③　悪い油→オリーブオイル

置き換え食材の比較

この50年ほどの間に、1日の脂質の摂取量がかなりふえました。1950年代には、1日平均20～25gだったものが、現在では、50～60gと倍増。しかもこのうち、動物性脂肪が大きくふえています。

ただ、問題になるのは、摂取する脂肪の量よりも、その質です。

「脂質」は、「糖質」「たんぱく質」に並ぶ3大栄養素の1つ。この「脂質」の主要な構成要素が、「脂肪酸」です。脂肪酸は体内でさまざまな働きをしており、人の健康にとって欠かせないものです。いろいろな脂肪酸があるため、うまく油を活用するためにも、主要な脂肪酸の働きを知っておきましょう。

大きく分けると、肉、バターなどの動物性食品に含まれている「飽和脂肪酸」と、植物油や魚などに含まれる「不飽和脂肪酸」の2つになります。

不飽和脂肪酸は、**体内で合成できず、食品からとる必要がある**脂肪酸です。脂肪酸を構成する炭素分子の組み方によって、物質として安定した一価不飽和脂肪酸と、物質として不安定な（例えば、酸化されやすい）多価不飽和脂肪酸に分けられます。

多価不飽和脂肪酸には、青魚やエゴマ油などに含まれるEPA、DHAに代表されるオメガ3脂肪酸、植物油（トウモロコシ油、大豆油、サラダ油など）などに多く含まれ、リノール酸に代表されるオメガ6脂肪酸があります。一価不飽和脂肪酸には、オリーブオイルに含まれ、オレイン酸に代表されるオメガ9脂肪酸があります。

さらに、植物油を高温にする過程で生成されるトランス脂肪酸も、忘れずに加えておきましょう。

それぞれの違いを、各脂肪酸のメリット、デメリットで見ていくと…。

●肉・バターなど（飽和脂肪酸）

体を動かすエネルギーとして消費されます。過剰に摂取しがちです。体内で余れば、血液中の**悪玉コレステロールが増加し、動脈硬化を進行させ、肥満や生活習慣病、循環器疾患のリスクを増大させる**という大きなデメリットがあります。

●植物油（多価不飽和脂肪酸・オメガ6脂肪酸）

植物油などに多く含まれるリノール酸は、かつては体によいといわれていました。しかし、近年、見方が変わってきました。その代謝の過程で生成されるプロスタグランジンE2が、**ガン化を促進させる**のではないかなど、**過剰摂取による動脈硬化や、免疫力低下のリスク**がささやかれるようになりました。現在では、健康によい油というイメージは打ち消され、むしろ、**とりすぎ注意の油**となっています。

●青魚・エゴマ油・アマニ油（多価不飽和脂肪酸・オメガ3脂肪酸）

青魚やエゴマ油、アマニ油などに含まれる、ドコサヘキサエン酸（DHA）、エイコペンタエン酸（EPA）は、**中性脂肪や悪玉コレステロールを減らし、善玉コレステロール**

をふやす効果があります。血圧降下作用や、動脈硬化の予防効果などがあり、循環器疾患の予防にも役立ちます。

●マーガリン、ショートニングなど（トランス脂肪酸）

血液中の悪玉コレステロールをふやし、善玉コレステロールを減らします。飽和脂肪酸よりも動脈硬化を進める力が強く、冠動脈性疾患のリスクを高める確実な証拠があるとされています。トランス脂肪酸を含んだ食品は、できるだけ摂取を避けたいものです。揚げ物、ファストフード、焼き菓子など、多くの食品にトランス脂肪酸が含まれているとされ、注意が必要です。

●オリーブオイル（一価不飽和脂肪酸・オメガ9脂肪酸）

以下のような、多数の健康効果が期待できます。

・保温効果があり、飲み物などに油膜を均一に張り、保温効果をもたらします。
・含まれるオイレン酸の効果で、腸を刺激し、排便を促す優れた効果があります。
・オイレン酸には、悪玉コレステロールを下げる作用があります。動脈硬化を予防し、メタボリックシンドロームや生活習慣病の予防にも役立ちます。

・インスリンの働きを改善させ、血液中のインスリン濃度を下げる効果があり、糖尿病の予防・改善に有効とされています。

・抗酸化力が強く、酸化しにくいので、ガンの元ともなる過酸化脂質をつくりにくいこともわかっています。

・ポリフェノールも豊富で、特にエキストラバージン（ＥＸＶ）オリーブオイルには、オレオカンタールというポリフェノールが含まれています。このポリフェノールは、強い抗炎症作用があり、アルツハイマー病や関節リウマチに対して有効とされています。

置き換えポイント

オリーブオイルには多彩な効能があるため、いろいろな使い方が可能です。目的別にリストアップしておきましょう。

●腸冷え改善のために

オリーブオイルがつくる油膜の保温効果で、食事を温かいまま飲食しやすくなります。

腸冷えに悩む人は、ぜひうまく活用しましょう。

●便秘解消のために

便秘解消にも特効があり、慢性便秘症の人にも勧められます。

●生活習慣病・動脈硬化・冠動脈疾患の予防・改善のために

残念なことに、現代生活では、質のよくない悪い油を、それと気づかずに摂取していることも多いのです。悪い油とはどんなものに含まれているかを把握して、できるだけ悪い油の摂取を減らし、オリーブオイルやオメガ３脂肪酸などのよい油に置き換えてとることを心がけてください。

例えば、アメリカ食品医薬品局（ＦＤＡ）による提言では、ほかの油脂の代わりに、１日約大さじ2杯のオリーブオイルをとることで、冠動脈疾患（動脈硬化症）のリスクが低下するとされています。

私が提案している**地中海式和食の柱の1つとして、オリーブオイルを活用する**ことで、さらに多くの健康効果が期待できると考えられます。

データ

下剤を継続的に摂取していた慢性便秘症の患者さん64名に、オリーブオイルを毎朝30㎖摂取してもらう臨床研究を行いました。その結果、**64名中63名で下剤の服用量を減らすこと**ができました。このうち1名は、下剤をやめることに成功しています。特に便が硬かった患者さんでも、普通の硬さの便になるなど、症状の改善が見られました。

レシピ

●オリーブ漬け物スープ

材料（作りやすい分量）

水　２００㎖
コンソメスープの素　（キューブ1個、もしくは顆粒小さじ１）
野沢菜漬け（すぐき漬け、キムチなどでもよい）　適量

作り方

①マグカップに、水、コンソメ、野沢菜漬けを入れて、電子レンジで温める。

②オリーブオイルを回しかける。

腸活置き換え食材④　スパイスなし→スパイスたっぷり

置き換え食材の比較

●スパイス入りカレー

カレーには、ターメリック、シナモン、ジンジャー、カルダモン、クミン、コリアンダー、クローブなど、多くの健康効果を有するスパイスが含まれています。カレーを食べると、全身がほてるような感覚があって、じわっと汗が出てくる経験をされた人が多いでしょう。これは、カレーに含まれているさまざまなスパイスの作用です。

以下に、主要なスパイスをチェックしておきましょう。

●ターメリック

カレーのメインとなるスパイス。漢方では、ウコンと呼びます。熱帯、亜熱帯に生息するショウガ科の植物です。**肝機能の改善、抗菌作用、健胃作用、代謝&血流促進作用、高**

血圧や糖尿病などの生活習慣病の予防・改善といった効果があるとされています。また、黄色の色素成分であるクルクミンには、**腫瘍の増加を抑制**する効果が認められています。

●ジンジャー

東南アジア原産のショウガ科の植物。日本には、3世紀ころ渡来。香辛料や薬用に用いられてきました。現在も、漢方の生薬としても使われています。**発汗、血流促進作用、健胃作用、殺菌作用、抗炎症作用**など、多くの効能があります。

●シナモン

インド南西部原産のクスノキ科の植物。世界最古のスパイスの1つで、古代エジプトでは、遺体の防腐処理に用いられていました。漢方では、「桂皮」と呼ばれています。**抗菌作用、血流促進、健胃作用、解熱作用**などがあります。

●カルダモン

南西インド原産のショウガ科の植物。一般には、「ショウズク」の種子を指す。日本薬局方では、「ショウズク」で医薬品として用いられています。**消化促進、健胃作用、血圧降下作用**などがあると報告されています。

●クミン

エジプト原産のセリ科の植物。カレー特有の香りはクミンによるもの。**食欲増進、強壮作用、生理不順の改善、抗菌作用**などがあります。

●クローブ

熱帯、亜熱帯に生息するフトモモ科の植物の花のつぼみを乾燥させたもの。**消化機能の促進、腹部の痛みを軽減する作用、抗菌作用**などがあります。

●コリアンダー

西アジア原産のセリ科の植物。世界最古のスパイスと呼ばれ、古代エジプトのパピルスにもその名が記されています。**消化促進、鎮痛作用、デトックス作用**などがあります。

置き換えポイント

市販のカレールーは、スパイスの含有量が少なく、調味によってカレー味に仕上げられています。その効能を高めるには、**お好みに合わせて、前述の各種スパイスを加えるといいでしょう。**

通常、カレーは、昼食や夕食に食べる人が多いでしょう。しかし、夏でも体やおなかの冷えに悩まされている人や、冷え症で、冬になると、なかなか体が温まらないという人には、**スパイスたっぷりのカレーを朝食から食べる**ことをお勧めしたいと思います。カレーなら、朝からでも抵抗なく食べられるのではないでしょうか。

カレーに、さらに**オリーブオイルを回しかけて食べる**なら、保温効果がより高まるでしょう。2011年の東日本大震災で、被災地で腸トラブルが続発した際、排便促進効果や保温効果をねらって、カレー味のカップ麺に、オリーブオイルをかけて摂取することを提案させていただいたこともあります。

データ

日本薬科大学の丁宗鐵《ていむねてつ》学長は、シナモンやジンジャーなどのスパイスがたっぷり入ったカレーと、味を似せて作ったスパイスを含まないカレーを、冷えを訴える女性に食べてもらい、体表温度や深部体温を比較しています。

スパイスを含まないカレーは、一時的に体温が上昇したものの、食後しばらくすると、体温は元に戻りました。これに対して、スパイスの入ったカレーを食べたグループでは、**食後90分たったあとも、体温が上昇を続けたといいます。**

レシピ

●丁教授のベジタブルカレー

材料（4人分）

タマネギ　1個、水　300㎖、ニンジン　1本、ガラムマサラ　小さじ2、ナガイモ　300g、エノキタケ　1パック、ナメコ　1パック、マイタケ　1パック、カレー粉　大さじ2、酢　大さじ2、ごはん　640g（約4杯）、パセリ、コショウ、シナモン　適量

作り方

❶タマネギをみじん切りにし、フライパンでさっと炒める。
❷みじん切りにしたニンジンを、水（300㎖）に入れてひと煮立ちさせる。
❸②に①を入れ、ガラムマサラ、すりおろしたナガイモを加えて5分ほど煮込む。
❹③に粗みじん切りにしたエノキタケ、ナメコ、マイタケを入れ、カレー粉と酢を加えて3分ほど煮込む。
❺ごはんを皿に盛り、④を添える。お好みでパセリやコショウ、シナモンをふりかける。

腸活置き換え食材⑤　動物性乳酸菌→植物性乳酸菌

置き換え食材の比較

１９５０年代半ばをピークとして、植物性乳酸菌の摂取量はゆるやかに減り始めます。一方、動物性乳酸菌は、１９６０年代以降、摂取量が増加。ついに１９９０年には、その比率が１：１となり、現在では、１：２と、動物性乳酸菌のほうが倍になっています。

そもそも学術的には、動物性、植物性という乳酸菌の区分けは存在しません。植物性も動物性もいずれも同じ乳酸菌であり、乳酸菌の生息場所による分類にすぎないのです。この区分けは、植物性乳酸菌という名称の考案者である、東京農業大学名誉教授の岡田早苗《おかださなえ》先生によって提唱されたことにより広まりました。

ただ、その生息場所により、乳酸菌の機能性には、かなりの違いが見られることも事実です。

●動物性乳酸菌

ヨーグルトやチーズなどに由来するもの。菌にとって居心地のよい場所に生息するため、過酷な環境には対応できません。**口に入った動物性乳酸菌は、胃液などにさらされると、ほとんど死滅してしまいます。**

●植物性乳酸菌

ぬか漬けや、すぐき漬けなどの漬け物やみそ、しょうゆなどに由来するもの。漬け物などを見ればわかるとおり、塩分濃度の高い過酷な環境でも暮らすことができます。**消化液の出る胃腸内でも死滅しにくく、生きたまま大腸に届く**というメリットがあります。

動物性乳酸菌が死んでしまった場合も、その菌体が腸内環境を整えるのに役立つので、まったくムダになるわけではありません。しかし、生きたまま菌が大腸まで届く植物性乳酸菌のほうが、さらに強力に働くと考えられます。

大腸に到達した植物性乳酸菌は、乳酸を放出し、大腸内を弱酸性に保ちます。**悪玉菌は、弱アルカリの環境を好むので、弱酸性が保たれた環境ではふえにくく、その結果として、善玉菌が増加します。**善玉菌がふえ、腸内環境が改善すると、**腸の免疫機構の働きもよくなり、感染症にもかかりにくくなります。**また、**大腸ガンの予防**にもつながるでしょう。腸内環境が改善されれば、**便秘も改善し、そのほかの腸トラブルを回避**できます。

ヨーグルト100gあたりの成分をみると、飽和脂肪酸が1・83mg、コレステロールは12mgです。同量の豆乳では、飽和脂肪酸が0・32mg、コレステロールは0mgです。つまり、ヨーグルトは豆乳に比べて脂肪分が非常に多く(「日本食品標準成分表2021年版〈八訂〉」)、脂肪分のとりすぎになるおそれがあります。そのため、ヨーグルトなどの動物性乳酸菌を多量にとることはお勧めできません。

代わりに、近年、摂取量が減りつつあった、植物性乳酸菌を多く含んだ食品を意識的に多くとるように心がけてほしいのです。

置き換えポイント

多くの種類がある植物性乳酸菌のうち、特に生命力が強いとされるのが、「ラブレ菌」です。この乳酸菌は、京都にあるルイ・パスツール医学研究センターの所長であった岸田《きしだ》綱太郎《つなたろう》博士によって、１９９３年に京都の漬け物・すぐき漬けから発見されました。生きたラブレ菌が、ヒトの便からも発見されたといわれるほど強い菌です。

植物性乳酸菌を含む食品としては、次のようなものがあります。

●野菜

ぬか漬け、キムチ、水キムチ、柴漬け、すんき漬け、すぐき漬け、たくあん、ザワークラウト、ピクルス、メンマ、ザーサイなど

●穀類

サワーブレッド、納豆、熟鮓《なれずし》など

●調味料など

みそ、しょうゆ、塩麹、チャツネ、甘酒、マッコリ、日本酒など

1つの食品に偏るより、**植物性乳酸菌を含むいろいろな食品をとることをお勧めします。**人によって、菌との相性が存在します。自分に合う菌と合わない菌があるのです。このため、いろいろと試した中から、摂取していると調子がいいと感じられるものを続けていくといいでしょう。

ただし、みそや漬け物は食べすぎれば塩分の過剰摂取につながるリスクがあるので、過量にならないよう注意しながら、継続摂取することが大事です。

加えて、「**腸脳相関**」の関連からいえば、**腸の調子と脳の働きには密接な関連**があります。**便秘が長く続けば、それが、うつや不安などの症状を起こしやすくさせる可能性**があります。逆に、腸の調子を整えることが、精神的によい効果をもたらすことがあります。

データ

2～60歳までの44名の女性で、下剤服用中で、かつ、不安や抑うつ症状に苦しんでいる人にご協力いただき、不安感情などをチェックする心理テストを行った後、植物性乳酸菌の1つであるラブレ菌を含んだカプセルを4週間摂取してもらいました。4週間飲んだの

ち、再び心理テストを行っています。その後、被験者の便を培養し、腸内細菌の状況を調べました。

するとと、善玉菌が増加し、下剤の利用回数や使用量も少なくなっており、明らかに便秘が改善していることが確認できました。さらに、心理テストの結果から、不安や抑うつの改善も見られたのです。「植物性乳酸菌をとることで、心理的なストレスからくる不安などの感情をも取り除く効果が確かめられた」といっていいでしょう。

レシピ

●ザワークラウト

材料

キャベツ　4分の1、塩　小さじ1、酢　大さじ2、オリゴ糖 小さじ1、ローリエ　1枚

作り方

①キャベツを太目の千切りにして、塩もみをし、水気をしぼる。

②ビニール袋に入れ、袋の上からよくもみ込み、空気を抜いて口を結ぶ。

③冷蔵庫で2〜3日漬ける。

腸活置き換え食材⑥　赤身肉→青魚

置き換え食材の比較

日本で大腸ガンがふえているのは、魚の摂取量が減り、肉の摂取量が大きくふえたことが原因の1つと考えられています。

●赤身肉

一般的には、見た目が赤くて脂肪が少ない部位の肉、モモ肉やヒレ肉をいいます。鶏肉や魚肉は、赤身肉に含みません。なぜ、赤身肉がよくないかといえば、次の3つの理由が考えられます。

・焦げ目がつくほどよく焼いた肉（ウェルダン）を好む人が、大腸ガンになりやすいといわれていること
・肉が脂の供給源となること

・肉が鉄の供給源となること

脂と鉄の2つがいっしょになると、鉄の酸化（フェトン反応）が進行し、病気と老化の原因物質である活性酸素が産生されます。これが大腸ガンへとつながっていくと考えられています。

●青魚

ＥＰＡ（エイサコペンタエン酸）、ＤＨＡ（ドコサヘキサエン酸）を含み、多くの健康効果をもたらします。ＥＰＡとＤＨＡが細胞膜に働きかけ、ガンの増殖を促す因子の反応を抑えるため、**大腸ガンの増殖を抑えるとされています**。また、**免疫の働きをアップさせる作用もあります**。

置き換えポイント

赤身肉の摂取量の目安は、1日80ｇ以内。肉食に食事が偏ってしまい、この限度量を超えてしまっている人は、1日おきに肉と魚を交互にとるか、もしくは週の半分以上は魚にするかして、肉の平均摂取量を1日80ｇ以内に収めるように工夫してください。

厚生労働省が発表した2010年版「日本人の食事摂取基準」では、生活習慣病予防のために、**EPA、DHAを合わせて1日1g以上とることが望ましい**という基準が出されています。それぞれを含む魚は、主に以下のようになります。

●DHAが多く含まれる魚
マグロ（トロ）、ブリ、サンマ、ハマチ、イワシ、サバ、カツオ、マダイ、アジ、スルメイカ、ウナギ、サケ

●EPAが多く含まれる魚
マグロ（トロ）、イワシ、サバ、ハマチ、ブリ、サンマ、マダイ、カツオ、アジ、ウナギ、サケ

ただし、EPA、DHAはともに酸化しやすく、過酸化脂質ができやすいため、新鮮なうちに摂取することを心がけてください。**刺身にして食べると、アミノ酸の一種であるグルタミン（グルタミン酸ではない）もいっしょにとることができます。**

加熱する場合には、脂が逃げないよう、**ホイル焼きや蒸し焼き**にするのがお勧め。魚に

ＥＸＶオリーブオイルをかけたオーブン焼きも、オリーブオイルの抗酸化物質などの有効成分もいっしょにとれるので、推奨できます。

データ

赤身肉が大腸ガンのリスクを確実に上げるファクターであることを、裏づける報告も出されています。

１９９０年、及び、１９９１年、スペインのベニオットらが、「インターナショナル・ジャーナル・オブ・キャンサー」誌で、地中海のマヨルカ島でおこなった、大腸ガンと食事内容の関連調査の報告をしています。

マヨルカ島は人口およそ87万人、島で生まれた人が73％という、１つのまとまった集団で、食事内容と大腸ガンの影響関係を知るには最適の場でした。このマヨルカ島で**大腸ガンになった患者さんのグループでは、赤身肉の消費量が明らかに多い**ことがわかりました。

２００７年11月、世界がん研究基金（ＷＣＲＦ）と、アメリカがん研究財団（ＡＩＣＲ）が発表した、改訂版『食品、栄養、身体活動とがん予防：世界的展望』によると、「赤身肉・加工肉」は、ガンのリスク上昇の「確実な要因」と報告されています。

腸活置き換え食材⑦　いわゆる欧米食→地中海式和食

置き換え食材の比較

●いわゆる欧米食

赤身肉・加工肉・乳製品といった肉類・乳製品中心の、高脂肪、高たんぱくの食事。飽和脂肪酸のとりすぎにより、**コレステロール値、中性脂肪値を上昇させ、動脈硬化や生活習慣病を招きやすい。**動脈硬化や糖尿病が進行すれば、重篤な心血管疾患にもつながっていくおそれがあります。

●地中海式和食

もともと共通点の多い**地中海型食生活の優れた点をとり入れ**、より健康維持に役立つ和食を目指して、新たに考案した食の形態です。

置き換えポイント

従来の和食は、食物繊維、植物性乳酸菌、ビタミン類を豊富に摂取できる点がメリット。一方、和食は甘じょっぱい味が多いため、塩分の摂取量が多く、脂質が不足しがちなところがデメリットでした。脂質が足りなければ、血管が弱くなります。塩分摂取量がふえれば、血圧が上昇します。その結果として、脳出血で亡くなる人が多くなっていました。

この和食の短所を、地中海型食生活を参考に補おうというわけです。

それが、**発酵食品や野菜、魚介類を多くとるような一汁三菜の食事**。昔ながらの和食では、甘じょっぱい味を作るために調味料に砂糖を多用しますが、地中海式和食では、**砂糖の代わりにオリゴ糖**を使用します。油は**エキストラバージン（ＥＸＶ）オリーブオイル**をフルに活用します。伝統的な和食では不足しがちな脂質を、オリーブオイルで補強します。

地中海式和食のポイント

●オリーブオイルを豊富にとる

まず**食用油を、健康効果の高いＥＸＶオリーブオイルに変えます**。

ほかに、主食、主菜、副菜のいずれにも、頻繁に、ＥＸＶオリーブオイルをかけて食べることを推奨。例えば、納豆や冷ややっこのＥＸＶオリーブオイルかけや、玄米ごはんの

ＥＸＶオリーブオイルがけなどです（毎食でなくてもよい）。

●野菜と魚介類を豊富にとる

野菜中心の**一汁三菜の和食をベースに、**できるだけ**魚をメインディッシュ**に選ぶ（肉は月に数回程度に）。

●生魚をとる

加熱せず、生**のままとることで、ＥＰＡ、ＤＨＡのオメガ３脂肪酸を破壊せずに摂取で**きる利点がある。

刺身やカルパッチョで（カルパッチョにも、ＥＸＶオリーブオイルを使用）。

●穀物を上手にとる

米はもちろん、**パンやパスタも**ＯＫ。米は**もちもち麦ごはん、**パンは**ライ麦や胚芽入りパン、もちもち麦パン**を推奨。

マーガリンを使う代わりに、**ＥＸＶオリーブオイル**を使う。

地中海式和食のイメージ

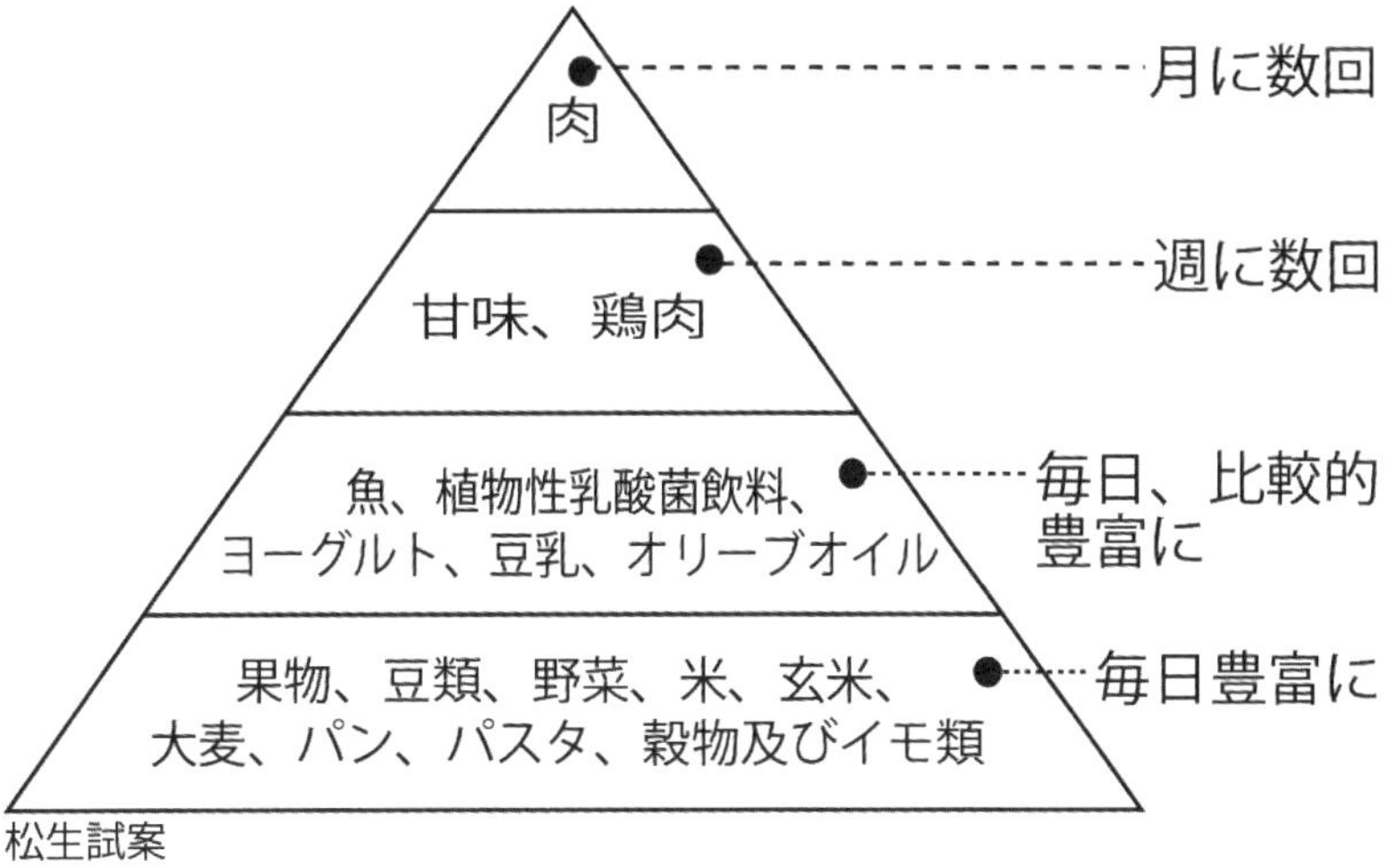

●たんぱく質を上手にとる

大豆は良質の植物性たんぱく質。豆腐や納豆などで、毎日とりたい。

●蒸し料理の頻度をふやす

揚げ物や炒め物よりも、油を使わずに済む蒸し料理を推奨。

●発酵食品やだしを多くとる

植物性乳酸菌の摂取のためにも、みそ汁や漬け物を積極的に取り入れる。

以上をまとめたのが、上記のフードピラミッドです。以上を目安に、週単位の食事を組み立ててはいかがでしょうか。

データ

私のクリニックでは、大腸疾患の患者さんに、地中海式和食を勧めています。大腸ガンの患者さん200人のうち、再度大腸ガンの見つかった人は2人。150人程度の潰瘍性大腸炎（主に軽症の人）のうち、1年以内に再発した人は3～4人にとどまり、非常によい結果が出ています。少なくとも、地中海式和食を続けることで、患者さんのQOL（生活の質）は保てているようです。

レシピ

例えば、ある日の1日の食事の組み立ては、次のように。

●朝食

もち麦ごはん1杯、EXVオリーブオイルがけ納豆、具だくさんみそ汁

●昼食

おにぎり1個、りんご1個、玄米フレークかけ野菜サラダ（EXVオリーブオイルと、

ノンオイルドレッシングのブレンド）

●間食

オリーブココア１杯

●夕食

もち麦ごはん１杯、しらたきと野菜の炒めもの、魚のオリーブオイルソテー、具だくさんみそ汁、漬け物

腸を元気にするベスト食材①　シナモン

シナモンとは？

皆さんは、シナモンというと、お菓子や飲み物に使うイメージをお持ちの人が多いと思います。実はシナモンは、クスノキ科の「ニッケイ」という木の樹皮で、実は、「桂皮」という名前で漢方薬としても使われる生薬（漢方薬の原料）でもあります。

冷えや腹痛、おなかの張りが強い、腸炎などに用いられる「桂枝加芍薬湯《けいしかしゃくやくとう》」、慢性胃炎や胃腸が弱い人に用いられる「安中散《あんちゅうさん》」など、多くの漢方薬に使われています。

血流改善作用、整腸作用、消化促進作用などの効能があり、**冷えた腸を温めて、腸を元気にする**効果が期待できます。

使い方のポイント

●桂枝加芍薬湯が勧められるようなタイプの人。すなわち、**体が冷えやすい人や、胃腸が弱い人、おなかの張りが強くてつらい人**などに勧められます。

●シナモンは、パウダー化したものが市販されているので、漢方薬でなくとも、さっと飲み物などに振りかけて使うことが可能です。ぜひ試してみてください。

●なお、シナモンには独特の香りと風味があります。それがあまり好みではないという人は、無理せず、ほかの腸活食材を試してください。

データ

レシピで紹介する「シナモン・ジンジャー・ティー」を、４人に飲んでもらいました。

4人はいずれも健康で、おなかの調子も良好。対比するために、ただの白湯を飲んでもらい、両者を飲んだときの体の変化を調べました。

1名の女性は、白湯でも体温上昇が見られたものの、1時間後には、36・3℃まで戻ってしまいました。ところが、シナモン・ジンジャー・ティーの場合、1時間後にも、36・6℃と高い体温を維持できていました。ほかの3人についても、同様の結果が得られました。

このお茶の場合、ジンジャーの温め効果も加わっていますが、シナモンとジンジャーの力によって、温かいものを飲むことで**上昇した体温を保持する作用**がもたらされたと考えられるのです。

レシピ

●シナモン・ジンジャー・ティー

材料

お湯…500㎖、シナモンパウダー…小さじ1、チューブ入りおろしショウガ…1㎝、オリゴ糖…小さじ2

作り方

❶シナモンパウダー、おろしショウガ、オリゴ糖をカップに入れる。
❷①にお湯を注ぎ、混ぜれば完成。お好みで、バニラエッセンスを数滴落とす。

腸を元気にするベスト食材② ココア

ココアとは?

チョコレートと同じように、カカオ豆を発酵させてつくられるココアは、非常に多くの効能を有する飲み物です。

ココアには、特にリグニンという不溶性食物繊維がたっぷり含まれています。その含有量は100gあたり18・3㎎。便のカサを増して腸壁を刺激し、腸のぜん動運動を活発化させ、**便秘を改善します**。また、胃で消化されずに腸まで届き、**腸内環境を整えます**。

さらに腸内の余分な糖や脂質を吸着し、便といっしょに体外に排出します。そのため、**血糖値の急上昇を抑え**、**血中コレステロールの濃度を下げる**効果があります。

血流の改善効果も高く、腸の温め作用も強いのです。

病気と老化の原因物質である活性酸素を抑えるカカオポリフェノールも豊富。ほかにマグネシウム、鉄、亜鉛なども含まれています。

使い方のポイント

●冬の時期、おなかが冷えて、腸の動きが悪くなり、**停滞腸**になっている人や、**腸冷えによる便秘**でお困りの人などに、特に勧められます。

●もともと腸の温め効果の高いココアですが、EXVオリーブオイルと組み合わせることで、より高い温め効果をもたらすことができます。

私が考案した「オリーブココア」は、ココアの不溶性食物繊維リグナンのパワーに加えて、オリーブオイルの**保温効果**、**腸管刺激効果**、**排便促進作用**、オリゴ糖の**腸内環境改善効果**を合わせ持った、**腸にとって最良のドリンク**です。

●これまでの臨床実験から、オリーブココアは、ことに「**やせ型で冷え症の女性**」や「**胃下垂の人**」に効果がありそうだということがわかってきました。

市販のココアには、「ピュアココア（純ココア）」と、「ミルクココア（調整ココア）」があります。ピュアココアは、カカオ豆を１００％使い、粉末状にしたものです。砂糖や添加物を含みません。ミルクココアは、ココアパウダーに砂糖や乳製品を混ぜたもの。カロリーも高めです。健康効果を考えるなら、**ピュアココア**が勧められます。

データ

男女10人（女性7人、男性3人）に、普通のココアと、オリーブココアを飲んでもらい、飲用後の体温を比較したところ、多くの被験者で、**オリーブココアのほうが、体温保持効果が高い**という結果が得られました。10名中6名が、飲用後2時間たっても、体温が0・2℃以上上昇した状態をキープできていたのです。

もう1つの実験では、3人の女性に2週間、オリーブココアを飲んでもらい、体温、および腹部の状態を調べました。3人とも冷え症で、便秘とまではいえないものの、腹部膨満感に悩まされていました。

2週間、飲み続けてもらったところ、体温は上昇する傾向が見られ、**腹部膨満感**も変わってきました。**おなかのガスが出やすくなったり、排便促進効果が感じられたりする日**が多くなってきたのとのこと。オリーブココアによる温め効果と、オリーブオイルの腸管刺激効果が、それらの結果をもたらしたと考えられます。

レシピ
●オリーブココア
材料
お湯…300㎖、ココアパウダー（ピュアココア）…小さじ2、EXVオリーブオイル…小さじ1～2、オリゴ糖…小さじ2～3
作り方
①ココアパウダーを入れて、お湯を加えつつ、よく溶かしていく
②オリゴ糖を加えて混ぜ、最後にオリーブオイルを注ぐ

腸を元気にするベスト食材③　甘酒

甘酒とは？

甘酒は伝統的な発酵食品で、近年、ブームになったこともあって、お飲みになった経験のある人も多いでしょう。甘酒は、「飲む点滴」ともいわれて、栄養価が高く、多くの健

康効果が期待できます。

甘酒には、**食物繊維**やオリゴ**糖**が含まれているため、腸に届いたそれらが**善玉菌**のエサとなり、**善玉菌をふやします**。また、**含有されるこうじ菌**、**植物性乳酸菌**もいっしょに腸に届くことになるので、腸内環境の改善効果はより高められるでしょう。**便秘が解消し、便通もよくなります**。

ほかに、体内ではつくることができず、必ず食物から補わなければいけない**9種類の必須アミノ酸が**、**甘酒にはすべて入っています**。**体内での代謝を助けるビタミンB群**、**エネルギー源となるブドウ糖**、**美白成分であるコハク酸を含み**、文字どおり、飲む点滴というべき豊富な栄養素が含まれているのです。

使い方のポイント

●みそなどの発酵食品の摂取が減っていることは、本書でも既に何度もふれてきました。**手軽にとりやすい発酵食品**として、甘酒は勧められます。また、摂取量が減っている**植物性乳酸菌**をとり入れるのにも役立ちます。

●甘酒を温めて飲めば、**腸冷え対策**として、より有効な手段となります。甘酒の腸内環境改善効果に合わせて、物理的な温め効果も加わるからです。

●甘酒には、こうじで作るタイプと、酒粕で作るタイプがあります。**腸の温め効果という点では、いずれも勧められます**。ただし、酒粕タイプはアルコールを含んでいるため、お子さんやお酒に弱い人、そして日中の飲用には注意が必要です。こうじタイプなら、こうした心配をせずに飲むことができます。

●糖分が多いので、飲みすぎには注意してください。1日の目安としては、200㎖くらいまで。**特に糖尿病の人は、甘酒を飲む場合、その分間食を減らすなどの調整が必要と**なります。

データ

19人の被験者に、1日1本（100㎖）の市販の缶入りの甘酒を30日間飲んでもらいました。その結果、19人中18人で、「**便通の改善**（楽に便が出せる）」「**排便回数の増加**」「**下剤の錠数が減らせた**」といった成果が得られたのです。

また、便の形状についても調べましたが、実験の開始時には、31・8％もあった「泥・水状」、つまり**下痢便**だったという答えが、甘酒をひと月飲んだあとでは、6・5％まで減り、「バナナ状」という答えが、59・1%から、83・9%までふえたのです。

排便臭についても、「強い」という人が減り、「気にならない」という人がふえました。

こうしたデータから、甘酒が明らかに腸内環境を改善し、いい便をスムーズに出すのに貢献していることがわかるのです。

レシピ

●甘酒ココア

材料（1人分）

甘酒…1本（190g）、ピュアココア…小さじ山盛り1

作り方

①カップに甘酒を入れて温める。
②ピュアココアを入れ、よく混ぜれば完成。

腸を元気にするベスト食材④　キウイ

キウイとは?

私は皆さんに、**毎日でもキウイを食べてほしいとお勧めしています。**

キウイの大きな特徴は、食物繊維を豊富に含んでいるところです。水に溶けにくい不溶性食物繊維と、水に溶けやすい水溶性食物繊維は、2：1の比率でとることが理想的なのですが、キウイの場合、可食部100g（約1個）あたりで、不溶性食物繊維2・0g：水溶性食物繊維0・6gと、**ほぼ理想的なバランスで、2つの食物繊維を含みます。**このため、腸の健康維持に大変役立ちます。

善玉菌のエサになるオリゴ糖、抗酸化作用の高いビタミンE、高血圧予防に役立つカリウムも含みます。抗酸化力が高く、美肌効果もあるビタミンCは、レモンの約10倍含まれています。

使い方のポイント

●品種では、グリーンキウイと、ゴールドキウイがあります。ゴールドキウイは、日本人の味覚に合わせて開発された品種で、糖度が高い（甘みが強い）のですが、食物繊維は少なめ（不溶性食物繊維０・９g、水溶性食物繊維０・５g）。ただし、**ビタミンCとEは、グリーンより多めに含まれています。**

●**グリーンキウイに、ＥＸＶオリーブオイルを加えると、便秘解消効果が高まります。**

データ

排便が毎日ない（週に６日以下）、便秘傾向のある中学・高校生の子どもたちと、その母親を対象として、該当する全国の４９８組の親子に協力していただきました。１日１個のキウイフルーツを子どもにとってもらい、便通がどうなったかを調べたのです。

すると、68・２%、**約７割の子どもたちで、便通の回数が増加しました。**また、31・２%の子たちが３日以内で、37・８%が１週間以内で「おなかの調子が改善した」と答えています。

腸以外の効果では、「**ニキビがよくなった**」「**疲れが取れやすくなった**」「**朝起きやすくなった**」といった結果も報告されています。

レシピ

●グリーンキウイのオリーブオイルがけ

材料（1人分）

グリーンキウイ…1個、EXVオリーブオイル…小さじ1

作り方

①キウイを半分に切り割り、真ん中をひと口分食べて、くぼみを作る。
②くぼみにオリーブオイルを入れて食べる

腸を元気にするベスト食材⑤　バナナ

バナナとは？

バナナには、おなかの調子を整えるうえで役に立つ有効成分が複数含まれています。食物繊維やオリゴ糖に加えて、**マグネシウムも多い**のです。マグネシウムは、腸管に作用して便の水分をふやし、便をやわらかくし、かつ、その容量を増してマイルドに排便を促します。バナナ100g（中1本程度）中に、マグネシウムは32mgと多めに含まれており、このマグネシウムと、食物繊維、オリゴ糖の相乗効果でスムーズな排便が促されます。ビタミンB群やカリウムも豊富。また、バナナには、**ほかの果物には少ないトリプトファン**が含まれています。トリプトファンは、必須アミノ酸です。神経伝達物質で精神を安定させる作用のある、セロトニンの材料となります。「**神経を落ち着かせる**」「**睡眠を促す**」といった効果も期待できるでしょう。

使い方のポイント

●甘いバナナはカロリーが高いと思われがちですが、実は、1本約86キロカロリーと、低カロリーです。ごはん1杯（150g）が、252キロカロリーですから、かなり低いのです。**食事の前にバナナを食べる**ようにすれば、食事量を減らし、暴飲暴食が抑えられます。**ダイエット**にも役立てることができるでしょう。

●まだ**青みが残っているバナナ**を食べることも、1つの方法です。
もともとバナナの中には、**難消化性デンプン**が含まれています。難消化性デンプン自体に腸の働きを活発にする作用がありますが、熟するにつれて、この難消化性デンプンが消化されやすいデンプンへと変わっていきます。その結果、熟したバナナでは、含有される糖質量がふえ、エネルギー量（カロリー）が大きくなるのです。

青みの残るバナナを食べるなら、摂取エネルギーが少なく、かつ、より腸に対する効果も高くなると考えられます。

データ

30〜49歳の女性36人に、バナナを毎日2本（約２００g）食べてもらい、排便の変化を調べました。４週間後、**排便の状況ははっきりとよくなりました。**同時に、皮膚の状態も改善されました。**肌の水分量、脂分、弾力、肌の明るさなどが有意に（明らかに）改善し**ていたのです。

レシピ

●オリーブバナナ&ココアバナナ

材料（各1人分）

バナナ…1本、ＥＸＶオリーブオイル…大さじ1、ココア…小さじ1

作り方

①バナナの皮をむいて、食べやすいサイズに切る

②それぞれに、オリーブオイル、もしくは、ココアをかける。

腸を元気にするベスト食材⑥　ペパーミント

ペパーミントとは？

ペパーミントは、日本では「薄荷《はっか》」といい、ハーブの一種です。さわやかな香りが特徴で、**筋肉の緊張を緩める作用、血管拡張作用、発汗作用、殺菌・抗菌作用、不眠解消効果**など、多くの薬効があります。

おなかのガス（おなら）は、70％が口から飲み込んだ空気で、残りは血液中から排出されたガスや、腸内で発酵したガスです。便秘が続くと、腸内のガスが排出されずにたまっていき、苦痛がどんどん強くなっていきます。

ペパーミントは、便秘を引き起こしている**腸管の筋肉の緊張を緩めて便通を促し、ガスの排出も進めます。**その働きは主成分のメントールによるもので、これが腸管を動かして

いる筋肉である、平滑筋《へいかつきん》の緊張をほぐすのです。

鎮静作用があるので、**ストレスから心身を解放させてくれる**効果も期待できます。

使い方のポイント

●慢性便秘症の患者さんには、おなかが張って、スカートやズボンが履けなくなる人もいます。こうした人の**ガスの排出**に役立ちます。

●また、緊張やストレスを感じると、空気嚥下《えんげ》症といって、無意識のうちに大量の空気を飲み込んでしまうことがあります。飲み込んだ空気は、ゲップをガマンして出さずにいると、腸に下りてガスとなってしまいます。その結果、「**ガスだまり・おなかが張る**」「（おなかが張ることで）**おなかが痛む**」といった症状が出ます。これらに悩む人にも勧められます。

●腸の横行結腸の部分にガスがたまると、胃を圧迫し、胃の内容物を停滞させるため、**胃炎**や**逆流性食道炎**を起こしてしまうことがあります。**消化不良**や**胸やけ**を解消し、**胃をスッキリ**させる効果が期待できます。

●また、ストレスを軽快させる鎮静効果があるため、**過敏性腸症候群（便秘型）**にも効果があるという報告があります。

●ペパーミントは、お湯を加えたハーブティーのかたちで飲用するとよいでしょう。冷えたおなかの温め効果も期待できます。

データ

かつて医療の現場では、たまった**ガスの解消のために、薄荷油入りの湿布を腹部に貼る「メンタ湿布」**がよく行われていました。ドイツなどのヨーロッパでは、便秘などでおなかにガスがたまった際の**腹部膨満感を解消するために、ペパーミント入りの水を飲む**習慣があります。

レシピ

●ファイバー入りペパーミントティー

材料

お湯…300㎖、粉寒天…1g、ペパーミントのティーバッグ…1個、レモン汁…大さじ1〜2、オリゴ糖…大さじ1

作り方

❶お湯300gに、ペパーミントティーのティーバッグを入れて抽出する
❷①にレモン汁、オリゴ糖を加える。
❸残りのお湯30㎖に粉寒天を溶かし、よく混ぜ、②に加えて完成。

腸を元気にするベスト食材⑦　リンゴ

リンゴとは?

俗に、「リンゴが赤くなれば、医者が青くなる」といわれています。それほどまでに、リンゴは多くの健康効果を有するのです。

リンゴは、**水溶性食物繊維**であるアップルペクチンが豊富で、1個あたり4gの食物繊維をとることができます。また、余分な塩分を排出する**カリウム**や、若々しい肌を保つなど、抗酸化力の高い**ビタミンC**も豊富です。

リンゴの皮の近くには、これも抗酸化力の高いリンゴポリフェノールが含まれています。リンゴポリフェノールは、病気と老化の原因物質である**活性酸素**を除去し、**血流**を改善し、

動脈硬化を防ぐ働きがあります。ほかに、**ビタミンEの消耗を防いだり、脂肪吸収を抑制**したりする効果があることもわかっています。

リンゴの食物繊維は、腸内の善玉菌をふやし、悪玉菌を減らして、便通をよくするだけでなく、特にアップルペクチンが、大腸の病気に有用であることがわかってきました。

使い方のポイント

●リンゴの旬は10～12月ですが、現在では、鮮度を落とさず保存する方法が開発され、1年を通して、鮮度のよいリンゴを食べることが可能になっています。生で食べることが勧められますが、**加熱もOK**。ビタミンCは熱や空気に触れると壊れがちなビタミンですが、リンゴに含まれるものは壊れにくいという特徴があります。

●EXVオリーブオイルと組み合わせることで、**便通改善効果、腸内環境改善効果**を高めることができるでしょう。

データ

富山大学の田澤賢次《たざわけんじ》名誉教授の研究によれば、アップルペクチンには**大腸ガンの発生**を

抑える働きのあることが、ラットを用いた実験で確認されています。ラット一体あたりの腫瘍数（ガンの数）、腫瘍面積（ガンの大きさ）のどちらもが、アップルペクチンの摂取によって減少したことが確認され、大腸ガンの発生を抑制していることがわかったという報告があります。

アップルペクチンをとっていると、胆のうから出る胆汁酸の腸肝循環の割合が増加し、便に含まれる胆汁酸濃度が一時的に低下することがわかりました。

肝臓でつくられた胆汁酸は、小腸で脂肪の消化吸収を助けたのち、95％以上が門脈を通って肝臓に戻り再利用されます。このサイクルが「**腸肝循環**」です。腸肝循環がうまくいかず、便に含まれる胆汁酸がふえると、ガン発生のリスクが高まりやすいとされています。アップルペクチンは、腸肝循環を促進させ、便中の胆汁酸を減らすことで、**大腸ガンの発生を抑制する**と考えられています。

また、アップルペクチンは、短鎖脂肪酸である酪酸《らくさん》の産生を促し、腸内環境を改善し、**腸管免疫の力を高め**ます。この働きもガンの発生抑制に寄与しているでしょう。

フィンランドで行われた疫学的研究では、リンゴをとっていると、約40％、脳卒中を減少させると報告されています。これは、リンゴポリフェノールによる効果と考えられますリンゴは、食物繊維やポリフェノールの働きで、ガンや動脈硬化、生活習慣病の予防に役立ち、それが、健康長寿へもつながっていくのです。

レシピ

●焼きリンゴ

材料

リンゴ…中1個、EXVオリーブオイル…大さじ1、オリゴ糖…大さじ1

作り方

①リンゴはよく洗い、皮つきのまま縦半分に切る

②中央の種の部分をスプーンで取り除き、そのくぼみにEXVオリーブオイルとオリゴ糖を入れて混ぜる

③170℃に熱したオーブンで、20～30分焼く

腸を元気にするベスト栄養成分⑧　グルタミン

グルタミンとは？

たんぱく質の構成成分であるアミノ酸の一種です。グルタミンというと、次の項で紹介する「グルタミン酸」と同じものとお考えになる人が多いでしょう。しかし、**グルタミンは、グルタミン酸とは別の物質**です。

グルタミンは、**小腸のエネルギー源となり、免疫機能を高める働き**もしています。小腸のほかに、**大腸のエネルギー源**にもなります。大腸のエネルギー源の第一は、食物繊維からつくられる短鎖脂肪酸である酪酸ですが、それに次ぐのがグルタミンです。酪酸も、グルタミンも、**細菌の侵入を防ぐバリア機能を高めます**。

グルタミンは、通常、体内でつくられていますが、カゼをひいたり、ダイエットしたり、激しい運動をしたり、あるいは、激しいストレスにさらされると、体内で大量に消費されます。この緊急時事態において、小腸の免疫機構が働くとき、グルタミンが使われるためです。

グルタミンは、**白血球の主成分であるリンパ球の栄養分**となっています。リンパ球は生きた細胞なので、活発に動くには栄養の補給が大事で、その栄養素として最も重要なものがグルタミンなのです。グルタミンが足りなくなれば、免疫力にも悪い影響が及ぶおそれがあります。

どんな食品からとるか

●グルタミンは、肉や魚のたんぱく質に含まれますが、**40℃以上の熱が加わると、成分が変性**してしまいます。このため、グルタミン摂取のうえでは、**生か、生に近い状態でと**ることが望ましいのです。

●たまごかけごはん、(良質の肉なら) **タルタルステーキ**、魚なら、**刺身**。

●発芽大麦ごはん

大麦を発芽させた発芽大麦は、もち麦と同様に、白米に混ぜて炊くことができます。白米に1～2割くらい混ぜて炊いてみましょう。発芽大麦は、ビタミン、ミネラル、β-グルカン、GABAなど多くの栄養素を含みます。

腸を元気にするベスト栄養成分⑨　グルタミン酸

グルタミン酸とは？

味の基本要素は、「甘い」「辛い」「苦い」「酸っぱい」「塩辛い」と5つに分けられていますが、日本では、昔から、この5つに「旨味」が加えられてきました。カツオ節や干しシイタケで作るだしに多く含まれている**旨味の成分が、グルタミン酸**です。

前項にも記したとおり、グルタミンとは名前が似ていますが、別の成分と考えてください。グルタミンと同じくアミノ酸の一種で、旨味成分としてのグルタミン酸については、皆さんも耳にしたことがある人が多いでしょう。

実は、グルタミン酸は、食事をおいしく感じさせる以外にも、生体内で重要な働きをしています。胃の中にグルタミン酸があると、自律神経のうち、**休息やリラックスの神経である副交感神経が優位になる**ことがわかっています。また、小腸の粘膜では、その活動のエネルギー源としてグルタミン酸が使われています。

こうした特徴があるため、旨味の少ない食事ばかりをとっていると、グルタミン酸不足で、腸の活動が停滞するおそれもあるのです。だからこそ、日本人が昔から食べてきただしで味つけられた食事を積極的に食べることが、腸の健康を守るためにも欠かせないといえるでしょう。

どんな食品からとるか

●だしをきっちりとった、具だくさんみそ汁

●納豆やみそ、しょうゆといった大豆製品

●地中海式和食の基本食材にもなっているトマト

私の提案する地中海式和食なら、伝統的なだしを使った料理や大豆製品はもちろんこと、トマト料理も推奨されます。つまり、**地中海式和食を続けていけば、自然とグルタミン酸の摂取もふえていくことになるでしょう。**

腸を元気にするベスト栄養成分⑩　マグネシウム

マグネシウムとは?

ミネラルの一種で、生命活動を維持する酵素の手助けをする補酵素として、３００以上の働きを担っていて、「体温や血圧を調整する」「筋肉の緊張をやわらげる」「細胞のエネルギーをつくり、蓄積する」など、多くの働きを助けています。

また、腸の活動にも欠かせない物質で、腸の粘膜をさまざまな刺激から守ったり、腸の神経の働きを維持したり、腸のストレスを取り除いたりといった役目のほかに、便をやわらかくして、排便をスムーズにするためにも働きます。酸化マグネシウムは、体にやさしい下剤として、便秘症の改善に利用されています。

しかし、現代の日本人のマグネシウム摂取量はじゅうぶんではありません。厚生労働省の推奨している１日の平均的な摂取量は３２０㎎（30〜49歳男性）であるのに対して、実際の平均的な摂取量は１日２５０㎎にとどまっています。

これには、食事の欧風化によって、大麦や雑穀などの穀物消費量が減少したことが大きく影響しています。玄米１００ｇには、マグネシウムが１１０㎎も入っていますが、同量の七分つき米には45㎎、精白米では23㎎と大きく含有量が下がってしまうのです。

さらに、脂肪酸、特に不飽和脂肪酸を過剰に摂取すると、食事中のマグネシウムの一部と酸化反応が起こり、吸収されにくくなるという現象が起こります。過剰に脂肪をとっていることが、マグネシウム不足にもつながっているのです。

また、マグネシウムは、甘い物の食べすぎや運動などによる発汗、ストレスなどで消費されやすいので、ふだんから意識してとることを心がけたいものです。

どんな食品からとるか

マグネシウムは、穀類、海藻類、魚介類、野菜類、豆類などに含まれています。それぞれ、可食部100gあたりの成分量です。

●穀類　発芽玄米：53㎎、ライ麦パン：40㎎、ソバ（ゆで）：27㎎
●海藻類　干しヒジキ（乾）：640㎎、カットワカメ（乾）：460㎎、乾燥ワカメ（素干し）：1100㎎
●魚介類　干しエビ（加工品）：520㎎、アサリ（生）：100㎎、ハマグリ（生）：81㎎
●野菜類　ホウレンソウ（生）：69㎎、エダマメ（生）：62㎎、ゴボウ（生）：54㎎、モロヘイヤ（生）：46㎎

●**豆類**　**きな粉：260㎎、納豆：100㎎、木綿豆腐：57㎎**

●マグネシウムを**含有する食材に、EXVオリーブオイルをプラス**すると、便通改善作用をより高めることができます。

ホウレンソウやヒジキをオリーブオイルで炒めたり、納豆にオリーブオイルを加えたりするなど、「**ちょい足し**」を意識して行ってみましょう。

●**重度の便秘**の人は、食事だけで効果をあげることが難しい可能性があります。その場合、**専門医と相談**のうえ、酸化マグネシウムを薬剤でとることが効果的です。

●**腎機能障害**のある人は、マグネシウムのとりすぎには注意が必要なので、**必ず担当医に相談**してください。

第４章　腸を温め、元気にする生活習慣９つのコツ

食事以外の、腸を温め、元気にするポイントとは？

前章までは、腸を温め、腸を元気にさせるために、何を食べるか、どのようなかたちで食べるかなど、食と腸との関連を中心にお話ししてきました。

しかし、せっかくいい食事をとっていても、**生活習慣などに問題が多ければ、腸冷えや停滞腸の改善のための食事が生かせなくなってしまいます。**

この章では、食事以外のテーマについて、どんな点に気を配ればよいかをまとめましょう。まず、ポイントをいくつか挙げておきます。

●腸を温める運動習慣

運動量の少なさは、腸を冷やし、腸の動きを低下させる有力な要因です。腸を温める代表的な運動習慣として、**ウォーキング**を推奨します。

●腸を温める生活習慣

体を冷えから守るために、ふだんの服装などに気を遣っている人は多いと思います。**腸**

を温めるための服装の基本から、腸の動きをよくするために、意外に見落とされがちなポイントがいくつかあります。

また、姿勢や睡眠といった要素も取り上げます。

●腸を温めるエクササイズ

腸を温め、腸の動きをよくするために、マッサージ（腸もみ）や呼吸法など、いろいろなアプローチがあります。かんたんにできて、効果の高いものを紹介します。

●腸を守る大腸内視鏡検査

大腸ガンがふえ続けています。食事から腸の状態を変えていくことも大切ですが、それに劣らず検査を行い、チェックし続けることも大切です。

大腸内視鏡検査について、皆さんに知っておいていただきたいことをまとめました。

続いて、それぞれの項目についてお話ししましょう。

その1　腸を温めるウォーキング

なぜウォーキングが重要なのか

世界がん研究基金と米国がん研究協会の共同研究により、ガンのリスクを上げる要因と、リスクを下げる要因についての提言がまとめられています。

それによると、大腸ガンのリスクを下げる最も確実な方法とされたのが、「身体活動」、つまり、**運動**でした。ちなみに、ガンのリスクを上げる要因としては、赤身肉、加工肉、多量の飲酒（男性の場合）などが挙げられています。

大腸ガンの予防のためだけではなく、適度な運動は、腸の健康のために不可欠といってもいいものです。

運動不足から体が冷えがちとなると、**交感神経が優位になり、その結果として、腸管の活動も低下**してしまうからです。運動不足は、本書で取り上げてきた腸冷えや停滞腸を引き起こす、有力な要因の1つにもなっています。

近年、ふだんの運動量が減ってきことが大きな問題となっていました。車や交通機関の発達に加え、パソコンや携帯電話、スマートフォンなどの通信手段が発達したことにより、私たちは以前より明らかに歩かなくなり、**歩行数が大きく減少**していたのです。

そこに、**コロナ禍による社会環境の大変化**が加わりました。仕事のリモート化、感染を避けるための巣ごもりなどによって、減りつつあった私たちの運動量は、いよいよ激減することになりました。

これまでは、運動が不足ぎみの人でも、通勤などで歩くことが貴重な運動機会となっていました。しかし、仕事のリモート化によって、少ない運動機会が失われることになりました。

高齢者の場合はさらに深刻で、コロナ禍の影響で、そもそも戸外に出なくなった結果、**極端な運動不足**に陥る人がふえました。運動機会の激減は、本当に深刻な問題です。運動不足により筋力はどんどん低下していきます。そうなれば、いよいよ腸冷えや停滞腸も悪化していく悪循環に陥ります。

歩数と腸の動きは、一見関係なさそうに見えますが、実は深く関係しています。**体を温めて、腸を動かすのに最適な運動は、代表的な有酸素運動であるウォーキング**だからです。

コロナ禍以降、運動不足を解消し、腸の健康を守るために、私たちが何をすればいいかといえば、やはり、なんといっても**ウォーキング**ということになります。

ウォーキングは、血流をよくすると同時に、日頃の運動不足になっている人にとっては、**腹筋、背すじ、下半身の筋トレ**になります。

加齢や運動不足などで、腹筋や背すじ、下半身の筋肉が衰えると、全身の血流が低下し、腸冷えや停滞腸を引き起こしやすくなります。ウォーキングなどで下半身を鍛えることによって、全身の血液循環と代謝が高まって、冷えと血流不良を改善することができます。

全身の血流が改善すれば、腸の血流もよくなり、新陳代謝が活発になって、腸の働き自体も高まります。腸冷えや停滞腸で苦しんできた人にとっても、ウォーキングはその状態を改善するのに有効な手段となります。

次のようなポイントを意識して歩くといいでしょう。

ウォーキングのポイント

- ●背すじを伸ばし、頭が上から吊るされているところをイメージしながら首を伸ばす
- ●腕を大きく振り、やや大股できびきび歩く
- ●歩く速さは、少し呼吸が速くなる程度
- ●かかとから着地し、つま先で蹴る意識で歩く
- ●1回に歩く時間は、20〜30分程度が目安。少なくとも週3回程度は歩きたい

ウォーキングよりもランニングのほうが運動量は大きくなりますが、運動不足の人がい

きなりランニングを始めると、ひざなどを痛めるおそれがあります。まずは、足腰に負担の少ないウォーキングから始めるのがよいでしょう。

その２　腸を温める正しい姿勢

なぜ姿勢が重要なのか

ふだんどんな姿勢で過ごしているか。それも、腸の動きと無縁ではありません。

オフィスでデスクワークをしているときや、自宅でパソコンやスマートフォン（スマホ）を使っているときなどに、気づくと、ねこ背になっている人が多いものです。むしろ、背すじをぴんと伸ばして、パソコンやスマホをしている人のほうが珍しいといってもいいでしょう。

また、体の使い方にクセがあって、それが姿勢に影響を与えることもあります。例えば、足を組むクセや、自宅でソファに寝転んでいるときに、ひどく悪い姿勢になっているなど…。

姿勢が悪くてねこ背になると、胸郭が狭まり、その影響を受けて内臓も圧迫されます。

内臓が圧迫されれば血流が滞り、腸の動きも悪くなります。

　ねこ背が一時的なものであるならまだしもですが、悪い姿勢を続けて、ねこ背のままで姿勢が固まってしまえば、腸はいよいよ圧迫され、腸冷えや停滞腸へとつながっていくリスクが高くなります。便秘にもなりやすくなりますし、当然ながら、腸が圧迫されているときは、その上に位置する胃も同様に圧迫されているため、食欲不振や胸やけといった症状も起こってきます。

　腸を圧迫しないためにも、姿勢を正しく保つ必要があるのです。

正しい姿勢のポイント

　耳、肩、骨盤の出っ張り、ひざ、くるぶし。この5点が一直線に並んでいるのが、腸に負担をかけないよい姿勢

座っているときのポイント

①イスに深く腰かけ、背もたれに背中をつける。
②その状態で、背すじが真っ直ぐになるように背もたれを調整する。

腸に負担をかけない正しい姿勢

立っているとき

①～⑤が一直線に並んでいるのが、腸に負担をかけないよい姿勢

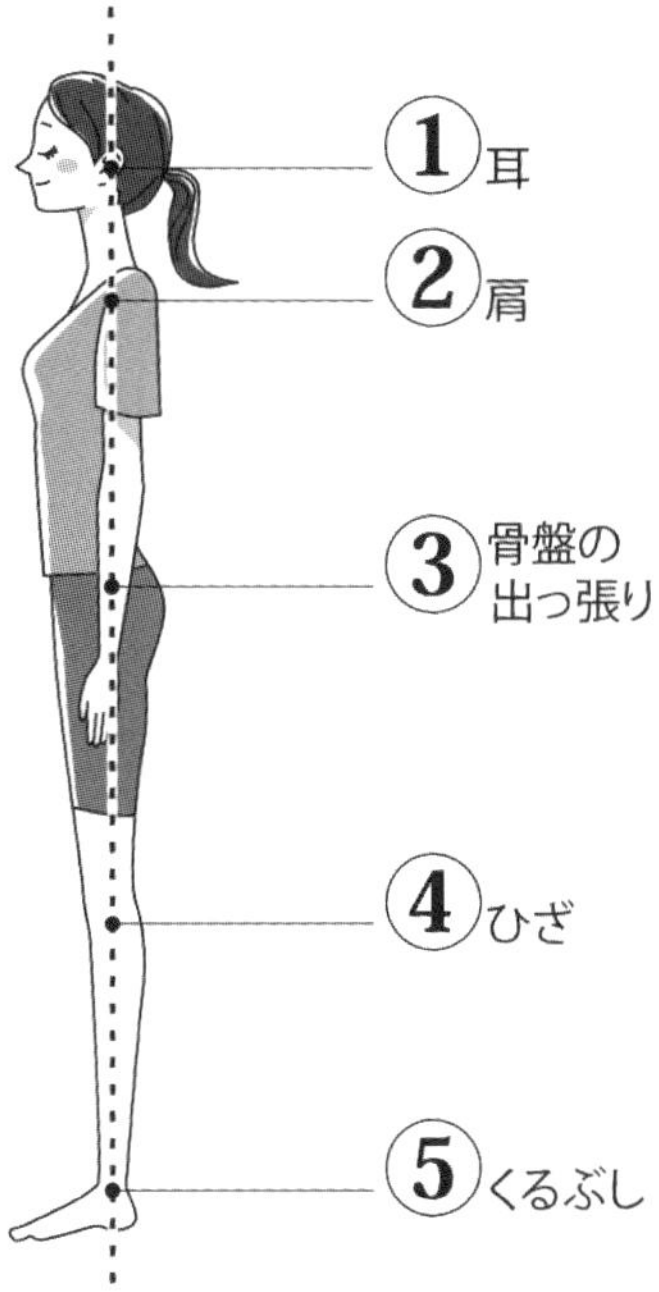

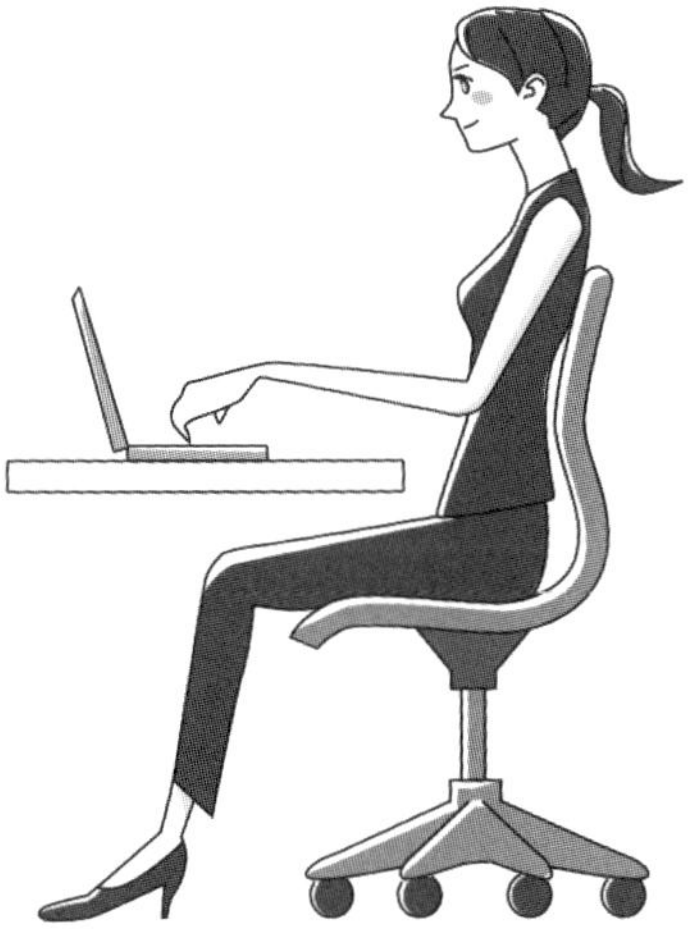

座っているとき

①イスに深く腰かけ、背もたれに背中をつける。

②その状態で、背すじがまっすぐになるよう背もたれを調整する。

※もしくはクッションなどで調整。

＊もしくは、クッションなどを使って調整してもよい。

デスクワーク中は、仕事に集中していると、どうしても姿勢は悪くなりがちなものですが、気づいたときに、できればその都度、ねこ背の状態をリセットするため、一度姿勢を正してみてください。常時いい姿勢を続けるのは難しいにせよ、気づいたときにリセットし、正しい姿勢をとる習慣をつけていくことが大事です。

イスに座っているときに足を組むのも、腹部を圧迫して腸の負担となるため、できれば控えたいポーズです

その3　腸を温める冷え取り服装術

なぜ、服装が大事か

せっかく体を内側から温めても、服装が無防備なものだったら、効果的ではありません。外部の冷たい空気によって体が冷やされないために、また、内側から温めた熱を体から逃がさないためにも工夫が必要です。

若い女性の中には、上半身は厚着しながら、下半身はミニスカートというファッション

の人も見受けられます。これでは、有効な冷え対策になりません。
服装のポイントを挙げるので、ぜひチェックして、冷え取り服装術をマスターしてください。

冷え取り服装術のポイント

●首、手首、足首、３つの首を冷やさない

昔から、「首」「手首」「足首」の「３つの首」を温めるとよいといわれてきました。その原則は、現代においても変わりません。３つの首は皮膚が薄く、そこに太い血管も通っているため、外気の影響を受けやすく、３つの首が冷えれば、全身の冷え、腸の冷えにもつながりやすいのです。

３つのポイントを冷やさないよう心がけることは、熱を体に行き渡らせることにもつながります。

女性の場合、スカートではなく、**パンツスタイル**を服装の基本に。首、手首、足首から冷気が入らないように、**３つの首の部分をしっかり閉じて**おきましょう。**マフラーやタートルネック**も勧められます。室内でも足が冷えやすいときには、**ルームシューズ**の活用や、

レッグウォーマーや靴下の重ね履きをするといいでしょう。

●体を締めつけすぎない

といって、体の締めつけすぎも考え物。体の熱を運ぶのも血液です。締めつけすぎて、血液循環が悪くなってしまっては、体に熱が回りにくくなって逆効果です。

厚着をしたつもりが、結果としてただの着ぶくれとなり、服が体を圧迫して血流が悪くなる場合があるので、注意しましょう。

●腹部もしっかり保温

腸冷え対策としては、腹部の温め対策をしっかり施しておけば、より安心できます。腹巻きや、使い捨てカイロなどを活用して、おなかを温めておきましょう。

その4　腸をリラックスさせるストレッチ&呼吸法

なぜストレッチか?

腸は、ストレスの影響を受けやすい臓器です。というのも、腸の働きをコントロールしているのが自律神経だからです。

自律神経は、**昼に優位となり、アクティブな行動を司る交感神経**と、**夜に優位となり、休息の神経である副交感神経**の２つがあり、両者がバランスを取り合うようにして、私たちの体をコントロールしています。内臓は、副交感神経が優位のときによく働きますが、**ストレスがかかると交感神経が優位となるため、腸の動きが悪くなってしまう**のです。**腸冷えや停滞腸**にも陥りやすくなります。

この状態をリセットするためには、ストレスを解消する必要がありますが、そのための手軽な手段として、「**腸をリラックスさせるストレッチ**」を紹介しましょう。

寝る前の時間帯に、できるだけリラックスした気分で、ゆったりとストレッチを行ってみましょう。緊張をほぐし、副交感神経が優位になっていくことで、腸の働きもよくなってくるでしょう。

ストレッチの際に、腹式呼吸を組み合わせるのもいい方法です。ストレッチができないときは、腹式呼吸だけでもやっておくといいでしょう。

腹式呼吸は、ストレス解消と、腸の健康維持の両面で役立つ手段です。

腹式呼吸においては、深く呼吸をすることで、胸部と腹部の境になっている横隔膜を上下させます。

横隔膜と「膜」がついていますが、横隔膜は筋肉です。横隔膜を上下させることによって、横隔膜のストレッチになると同時に、上下運動によって腸を刺激することにもなるのです。

寝る前以外にも、イライラしたとき、ストレスを感じたときなどに、ストレッチや腹式呼吸を試してみてください。

腸をリラックスさせるストレッチのやり方

❶床にあおむけに寝る。
❷腰を床につけたまま、手で両ひざを胸のほうに引き寄せる。
❸あごを軽く引き、深呼吸を5回くり返す。
❹手足を伸ばしてリラックスする。

呼吸法のやり方

背すじを軽く伸ばして立つか、イスに座り、余分な力を抜く。

❶鼻からゆっくりと息を吸い込む。横隔膜が下に押されて下腹部が膨らむのを意識する。

腸をリラックスさせるストレッチ＆腹式呼吸のやり方

ストレッチ

❶ 床にあおむけに寝る。
❷ 腰を床につけたまま、手で両ひざを胸のほうに引き寄せる。
❸ あごを軽く引き、深呼吸を５回くり返す。
❹ 手足を伸ばしてリラックスする。

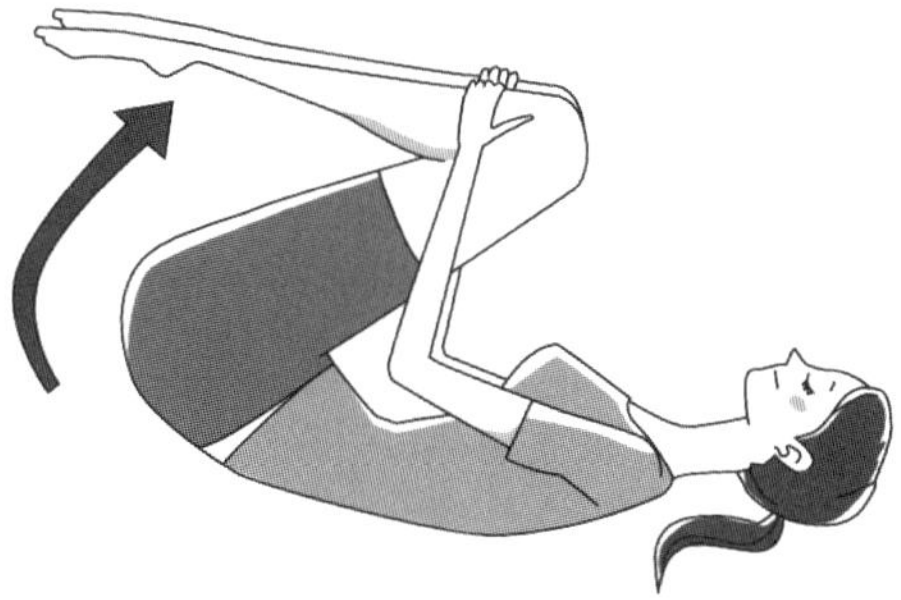

腹式呼吸

❷ 口から細く長く息を吐く。横隔膜を背中に引き寄せるイメージで意識的におなかを凹ませる。

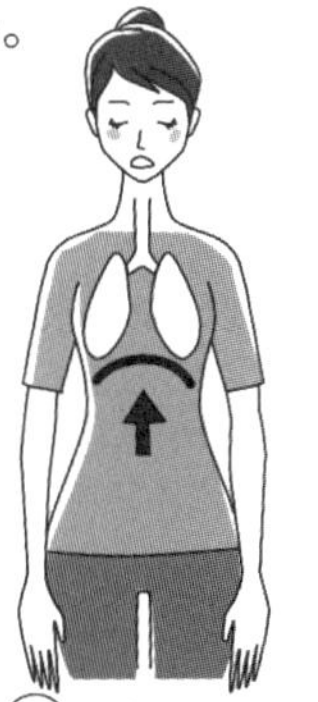

❶ 鼻からゆっくり息を吸い込む。横隔膜が下に押されて下腹部がふくらむのを意識する。

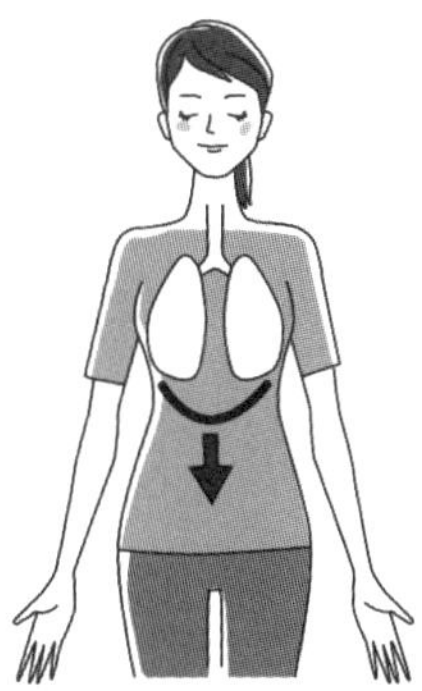

❸ ①と②を数回くり返す。

❷口から細く長く息を吐く。横隔膜を背中に引き寄せるイメージで意識的におなかを凹ませる。

❸①と②を数回くり返す

その5　腸の動きを高めるドローイン

なぜドローインか？

もともとドローインは、腰痛のリハビリを目的とした理学療法の一種でした。それが、ダイエットや健康法に応用されたことで多くの人に広まり、ブームにもなりました。

おなかを意識的に凹ませることで、**おなかの前面だけでなく、側面や背中側の筋肉も鍛えられます。**おなかの周囲の筋肉を鍛えることで、腹部の筋肉がコルセットのように腰を守り、支えるようになり、その結果、腰痛が楽になるというのが、本来のドローインの目的でした。

こうして腹部の筋肉を使うことが、**腸へのよい刺激ともなるのです。**おなかの前面、側面、背面から、腸が適度の刺激を受けるため、**胃腸の調子がよくなり、腰痛や便秘が改善**

腸の働きを高めるドローインのやり方

❶ 背すじを伸ばし、あごを引く。
同時にお尻の穴を締めると、
より効果的。

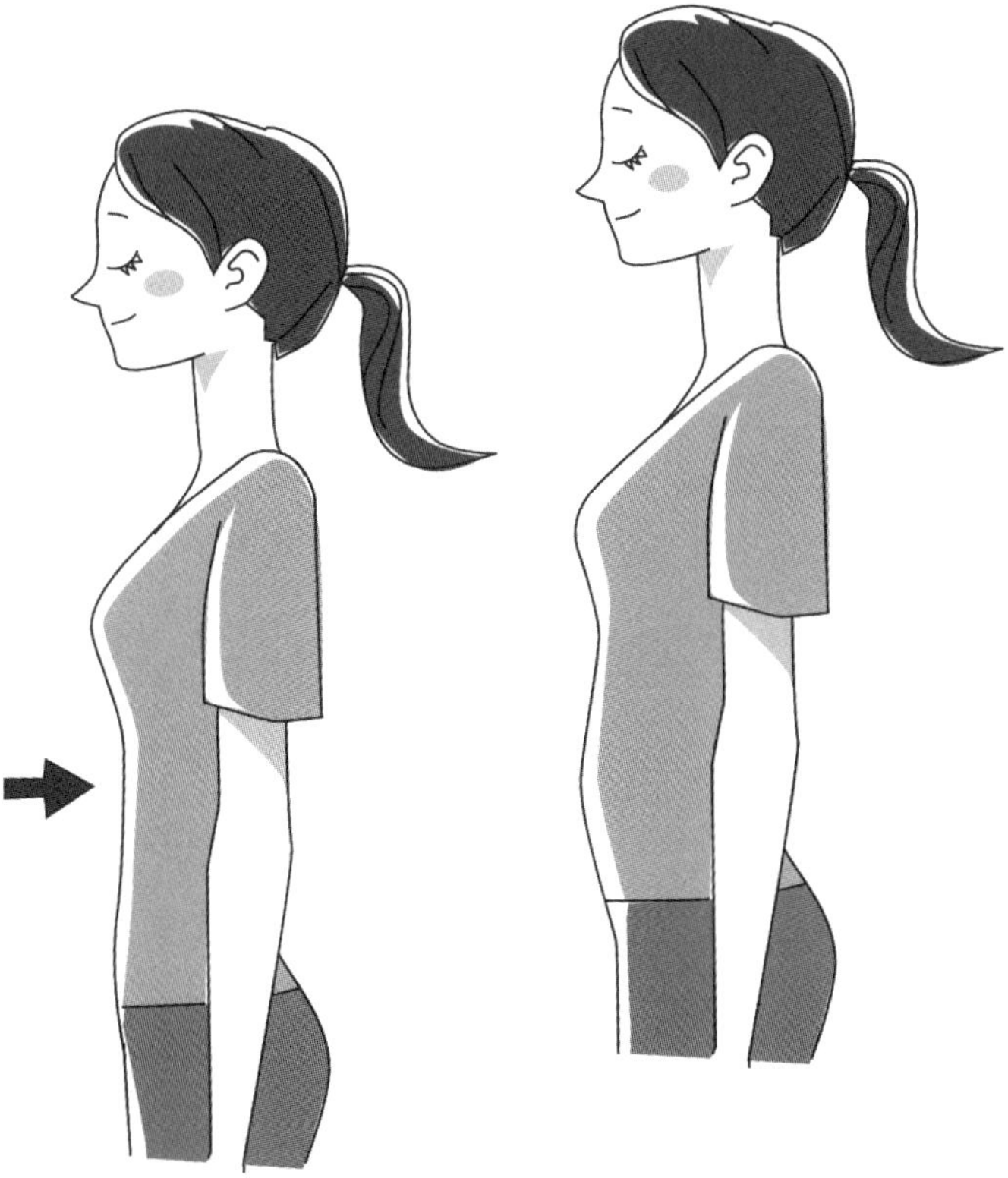

❷ おなか全体に力を入れて、凹ませる。

❸ 約30秒間キープ。その間、
呼吸は止めずに自然に行う。

したり、肩こり、冷え症が改善したりする効果も期待できます。

ドローインは横になって行う方法もありますが、ここでは、立って行う方法を紹介します。この方法なら、イスに座ったままでもできるので、仕事の合い間などにも行うことが可能です。

背すじをしっかり伸ばした状態で、意識的におなかを大きく凹ませることがコツになります。い

ドローインのやり方

①背すじを伸ばし、あごをひく。このとき同時に、おしりの穴を締めると、より効果的
②おなか全体に力を入れて、凹ませる
③約30秒間キープ。その間、呼吸は止めずに、自然に続ける

その6　ガス腹解消・腸もみマッサージ

なぜ腸もみマッサージか？

口から空気を飲み込んでしまったり、腸内環境の悪化によって腸内でガスが発生したり、さまざまな原因からおなかにガスがたまったりすることがあります。通常は、おなかの調子がよくなれば、自然にガスも抜けていくのですが、中には、ガスが抜けないと訴える人がいらっしゃいます。**腸冷えや停滞腸の人は、腸の動きが悪くなっているため、なかなかガスが抜けにくい**のです。

こうした訴えは女性に多く、特に**横行結腸（上行結腸に続き、おなかを真横に横切る結腸の部分）が垂れ下がっている人**に顕著に症状が出ます。ガスが抜けにくく、おなかの張りや重苦しさがつらく感じられるのです。

大腸内視鏡検査では、カメラを大腸に入りやすくするために、あらかじめ大腸に空気を送り込みます。検査後、おなかの空気を抜くのですが、空気が残ってしまうことがあり、残った空気を抜くために、私は、いろいろな方法を検討してきました。その結果、ご紹介する方法にたどりついたのです。

「腸もみマッサージ（腸徒手圧迫法）」では、左半身を上にして横向きに寝て行います。この姿勢になると、たまった空気が流れやすいのです。

おなかのガスが抜けなくて苦しいとき、ぜひ試してみてください。

おなかのガスを抜く腸もみマッサージのやり方

❶ 左を上にして横になり、右ひじで頭を支え、
リラックスする。

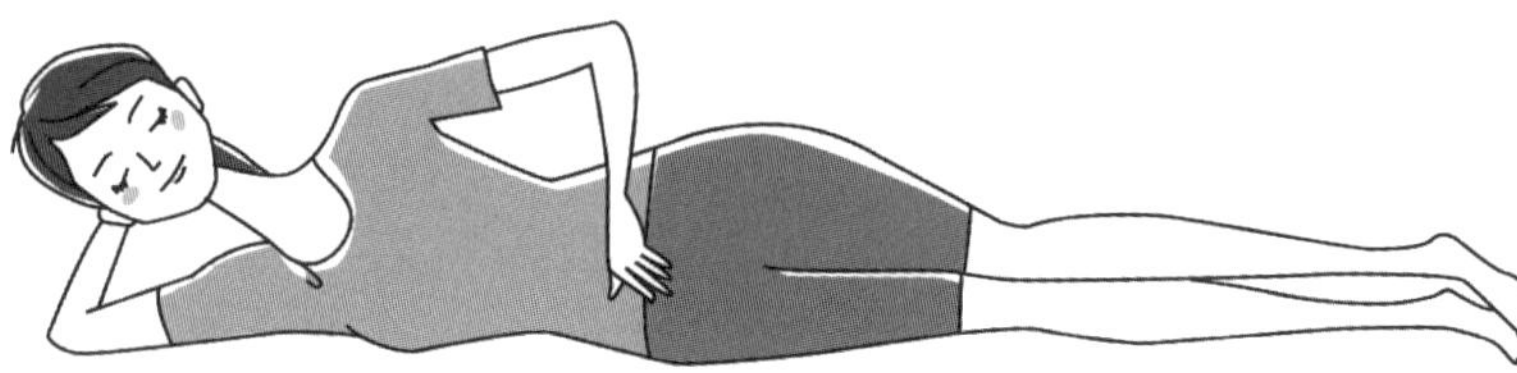

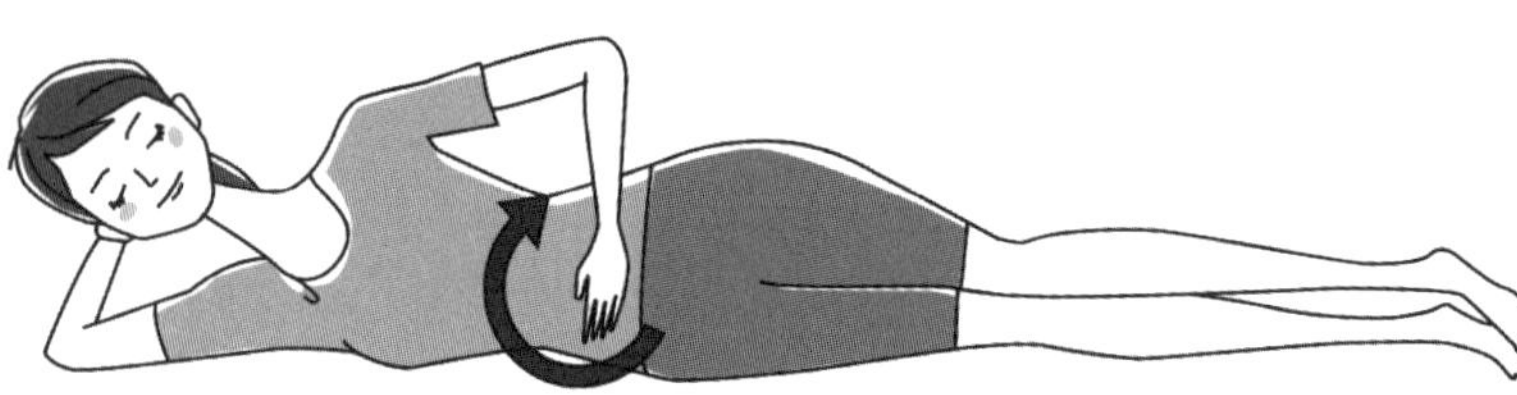

❷ 左の手のひらを下腹部に当て、時計回りに
円を描きながら、ゆっくりマッサージする。
力を入れすぎないように、やさしく行う。

❸ 5分ほどくり返す。

腸もみマッサージのやり方

❶左半身を上にして横になり、右ひじを立てて頭を支え、リラックスする。
❷左の手のひらをおへその少し下に当て、時計回りに広げていくように、ゆっくりとマッサージする。力は入れない。
❸これを5分間ほどくり返す。

その7　腸を温める半身浴

なぜ半身浴か

腸を温めるためには、湯ぶねにお湯を張って、体を浸けることが欠かせません。シャワーだけではじゅうぶんに体が温まらないのです。

お湯は、**ぬるめ（38～41℃）**がお勧めです。熱すぎるお湯は、自律神経のうちの交感神経を刺激してしまうため、よくありません。便秘やおなかの張りは、交感神経が優位になっているときに起こりがちです。そんな状態のとき、さらに交感神経を優位にさせてしまうのは得策ではないのです。

ぬるめのお湯につかっていると、しだいに**副交感神経が優位となり、血管が拡張し、血流がよくなります。**それが、腸を温めることにもつながっていきます。また、腸の活動をコントロールしている副交感神経が優位になれば、腸の動きもよくなり、**便秘やおなかの張り**も解消しやすくなるでしょう。リラックスし、**心身のストレスや疲労を回復させる**のにも役立ちます。

特にお勧めしたいのが、**みずおちから下だけをお湯につける「半身浴」**です。

なぜ半身浴がいいかといえば、水圧の問題をうまくクリアできるからです。全身をお湯に沈めると、水圧が全身にかかり、いっせいに血液が心臓へと戻っていくので、心臓が拡大して**心臓に負担**がかかるのです。また、心臓にも水圧がかかりますから、これも心臓の負担となります。

一方、半身浴では水圧がかかるのは主に下半身。水圧で足の静脈が押され、ポンプのように**下半身の血液を心臓へと戻してくれます。**半身浴では心臓に水圧がかからないので負担が少なく、かつ、下半身から順に血流が促されることで、無理なく全身の血液循環もよくなるのです。**腸もしっかり温められます。**

腸が温められると、**ガスも出やすくなる**でしょう。ガス腹で、おなかの膨満感に悩んでいた人は、入浴中におなかを温めてガスを出してしまえば、膨満感が取れて、心地よく眠れるでしょう。

半身浴のやり方

①あらかじめ湯気などで浴室を温めておく（湯ぶねのフタを開けておき、最初は熱めのお湯を注ぎ、あとで温度調節してもよい）。
②38〜41℃くらいのお湯を、みずおちから下がつかる程度までためる。
③湯につかり、肩にタオルをかけるなどして保温に努める。
④20〜30分程度、じんわりと汗が出てくるまでつかる。

その８　質のよい睡眠をもたらす体温コントロール法

質のよい睡眠のために必要なものとは？

腸は睡眠とも密接な関連を持っています。腸と睡眠、この両者を結びつけるものが、**成長ホルモン**です。成長ホルモンというと、その名称から、大人の自分には関係ないものとお考えになる人がいるかもしれません。しかし、それは、勘違いです。成長ホルモンは、細胞の修復や再生を促し、人間の一生にわたって代謝に関与し続けます。

腸壁の細胞は、ほかの部位の細胞と比べても生まれ変わるスピードが速いことで知られています。小腸の壁には、栄養素を吸収するための絨毛《じゅうもう》（毛のような突起）があり、絨毛の表面には、微絨毛という微細な突起があります。この微絨毛は、約1日で入れ替わるサイクルになっています。つまり、この絨毛において、細胞がどんどん入れ替わっていくために、成長ホルモンが必要とされているのです。

眠りにつくと、深いノンレム睡眠と、浅いレム催眠が交互にくりかえされます。成長ホルモンが分泌されるのは、深いノンレム睡眠のとき。なかでも、眠りについたとき、最初に訪れる深いノンレム睡眠のときに、成長ホルモンが多く出ることがわかっています。成長ホルモンの分泌をより強く促すには、寝入りばなの睡眠をより深くすることが大事です。そのために重要なのが、体温のコントロールなのです。

深い睡眠を取るためにできること

昼間、私たちが活動しているとき、体温は上昇しますが、夜になると、下がっていきます。上昇した体温と、低下した体温との差が大きいほど、寝つきがよくなり、深く眠れるようになっています。

そこで、**眠りにつく少し前に、入浴やストレッチなどでいったん体温を上げておきましょう。そして、体温が下がり始めたタイミングで眠るのです。**すると、**深く眠れて、成長ホルモンの分泌が促されます。**成長ホルモンがじゅうぶんに分泌されるようになれば、代謝の激しい腸壁の健康も保たれます。

体温を下げようというとき、重要な役割を果たすのが、手足です。手足の表面に熱い血液が流れてきます。汗をかくと、この熱い血液が気化熱で冷やされて、体温が下げられるのです。

質のよい睡眠のためのコツをいくつか挙げておきます。

質のよい睡眠のためのコツ

①寝る前に行うのは、軽めのウォーキングやストレッチなど、負荷の少ない運動が勧められます。激しい運動は逆効果です。

②冷え症で足が冷たくて眠れない場合は、湯たんぽで足を温めるか、足枕をして足を高く

して寝るとよいでしょう。血流がよくなって、足の冷えにも有効。
③夜の食事は、温かい物を中心に。風呂上りのビールなど、寝る前に冷たい飲み物をとるのはお勧めできません。ホットミルクやホット豆乳がいいでしょう。
④就寝1時間前に、38〜41℃のぬるめのお湯にじっくりつかりましょう。ぬるめのお湯につかることによって、副交感神経が優位な状態へと導き、心身を休息モードへと切り替えることができます。
⑤就寝1時間前より、テレビやパソコン、スマホを使用しないこと。スマホなどを寝る直前まで見ていると、脳が覚醒してしまい、寝つきが悪くなります。

その9　健康長寿のために欠かせない検査　大腸内視鏡検査

大腸内視鏡とは?

元気で長生きするために欠かせない検査の1つが、大腸内視鏡検査です。

医学の進展により、ガンを発症しても、平均寿命を全うできる人がふえています。

ステージ4の大腸ガンが見つかった人のうち、約6割は、治療を行うことで、その後10

年間生きることができます。もっと早期に発見できるなら、罹患後の生存率が高くなることはいうまでもありません。

この大腸ガンの患者さんの寿命が延びたことには、大腸内視鏡検査を受ける人の数がふえたという事実が大きく影響しています。多くの人に健康に長生きしていただくためにも、1人でも多くの人に大腸内視鏡検査を受けていただきたいと考えています。

この検査を行うことで、のちのち大腸ガンになっていく小型の大腸ポリープを見つけることができます。ポリープは、50～60代の3割の人に見つかり、最近では、40代で見つかることも少なくありません。**40代になったら、ぜひ大腸内視鏡検査を受けることをお勧めします。**

大腸内視鏡検査は、長さ約1・4m、太さ11㎜のやわらかいチューブを肛門から大腸に入れ、モニターに腸の内部を映し出して調べます。検査中に異変が見つかれば、そこで組織の一部を採取、組織学的検査へと回すことができますし、小さなガンやらポリープなら、その場で切除も可能です。この検査で、潰瘍性大腸炎が見つかるケースも多いのです。

ただ、ごくまれに「大腸壁を傷つけた」「検査前に飲む下剤や内視鏡挿入がつらい」といった問題が生じることもあります。

検査をお考えの人は、病院や施設のホームページなどをチェックし、ここなら安心というところを選ぶようにするといいでしょう。

大腸内視鏡検査を受ける病院・診療所の見つけ方

受診先を見分けるポイントを挙げておきましょう。

①から⑧までがあてはまるかどうか、チェックしてみてください。

①担当医が1人で大腸内視鏡検査を1万件以上行っている
②鎮痛剤や鎮静剤などを使って検査する
③眠っているなど、意識のない状態で検査できる
④パルスオキシメーター（心拍数、血中酸素濃度を観察する機器）を装着して検査する
⑤検査中に体を動かすような指示をしない（体位変換させない）
⑥医師が1人で検査を行っている
⑦検査終了後に寝られる部屋（回復室＝リカバリールーム）がある
⑧以前検査を受けた患者さんが「もう一度受けてもよい」といっている

先にもふれましたが、私のクリニックでは、大腸内視鏡検査の際、大腸をぬるま湯で洗浄します。ぬるま湯で洗うと、大腸が温まります。

すると、この**温め効果**によって、検査後、「**便秘がよくなった**」「**以前とは比べられないほど快便の回数がふえた**」などとおっしゃる人も多いのです。

こんな点からも、冷えた腸を温めることがどんなによい成果をもたらすか、わかっていただけるのではないでしょうか。

腸冷えや停滞腸を解消し、健康長寿を実現するために、日々、腸にいいことを積み重ねていきましょう。

おわりに

2022年9月1日時点の住民基本台帳に基づく100歳以上の高齢者の数は、前年より4016人増加し、9万526人となりました。100歳以上の人が前年より増加したのは52年連続。「人生100年時代」という言葉は、文字どおり、現実のものになりつつあります。

とはいえ、90歳を超え、さらに100歳に迫ろうとするかたがたが、みなさん、健康なまま長生きできるわけではありません。

2019年のデータによれば、我が国の平均寿命は男性81・41歳、女性87・45歳。「健康上の問題で日常生活が制限されることなく生活できる期間」である健康寿命は、男性が72・68歳、女性が75・38歳、平均寿命と健康寿命との差は、男性が8・73年、女性が12・06年もあると報告されています（厚生労働省「第16回健康日本21（第二次）推進専門委員会資料」令和3年による）。

つまり、**支援や介護が必要となり、健康上の問題で日常生活が制限されてしまう期間が、平均で9～12年もあるのです。この健康寿命と平均寿命との差を縮め、心身ともに健やかなまま長生きするために、**私たちは何をすればよいでしょうか。

そのための**大切な鍵が腸にある**と私は考えています。

それは1つには、私の長年の臨床経験が教えてくれたことです。

人は、年を取ると、見た目も、体の機能も徐々に低下していきます。私は大腸専門医として、数えきれないほどの大腸の様子と、その患者さんの外見（見た目）を見比べてきました。その結果、**年を取っても、きれいな、弾力性のある腸をしている人は、見た目も若々しく、健康**だという結論に達しました。

検査に訪れる人の中には、90歳を超える患者さんもいらっしゃいます。その人は、少し血圧が高いくらいで、ほかに何ひとつ不調がなく、驚くほど若々しい。そんな患者さんは**決まって下剤を使用しておらず、便通は快調で、活発に働く腸をお持ちになっている**のです。

腸が健康で、若々しく機能している人は、見た目も若々しく、病気にもかかりにくい。

それは、長年の臨床から実感していたことでした。

「はじめに」でもご紹介したように、近年の医学研究からも、私の実感を裏づけるデータが出されています。２０１０年に発表された、アメリカのメイヨー医科大学のＪ・Ｙ・チャン先生らによる調査結果です。

アメリカ・ミネソタ州に住む、20歳以上の３９９３人のうちで、慢性的な便秘のある人と、ない人とを15〜20年にわたって追跡調査しました。すると、**慢性的な便秘がないと答えた人のほうが、さまざまな病気にかかりにくく、明らかに生存率も高かった**と報告されています。

このように、**腸を強くすることが長寿にもつながる**ことがわかってきています。

私たちの**健康な体の土台となるものが、小腸と大腸だから**です。その詳細については、本書でも詳しくふれてきたとおりです。

腸冷えを改善し、腸内環境を整えることは、長寿に、つまり、未来につながるだけではありません。元気で、健康な腸は、みなさんの今を充実させるものとなるはずです。

本書を通じて興味をお持ちになった食事や健康法を、ぜひお試しになってみてください。

おなかがぬくぬくと温かい。

ただ、それだけで、幸せな気持ちになるものです。

ぬくぬくと温かいおなかでいると、ふと微笑むことも多くなり、前向きに物事を考えられるようになり、健やかで、活力に満ちた生活を送れるようになるでしょう。

そんな明るい日々をみなさんが過ごせるよう、本書が少しでも力になれるとしたら、これほど幸せなことはありません。

松生クリニック院長　松生恒夫

２０２３年2月

参考文献

●松生恒夫『腸の冷えを取ると病気は勝手に治る』マキノ出版　2019年
●松生恒夫『図解ハンディ版 腸を温める食べ物・食べ方』青春新書　2020年
●松生恒夫『70歳からは腸ボケ予防で最高の老後をかなえる』主婦の友社　2022年
●松生恒夫『寿命の9割は腸で決まる』幻冬舎新書　2018年
●松生恒夫『腸はぜったい冷やすな！』光文社知恵の森文庫　2018年
●松生恒夫『腸革命！ スーパー和食』主婦の友社　2019年
●松生恒夫『病気にならない「腸活」レシピ』主婦と生活社　2013年
●松生恒夫『寿命をのばしたかったら「便秘」を改善しなさい！』海竜社　2018年
●松生恒夫『オリーブの健康世界』河出書房新社　2013年

●松生恒夫『腸が元気になるオリーブオイル健康法』誠文堂新光社　２０１３年
●松生恒夫『腸がきれいになる元気食』法研　２０１９年
●松生恒夫『専門医がすすめる若返るための食事術』二見書房　２０１９年
●松生恒夫『日本一の長寿県と世界一の長寿村の腸にいい食事』ＰＨＰ新書　２０１８年
●牛尾理恵著・松生恒夫監修『オートミール　ヘルシー&ダイエットレシピ』主婦の友社　２０２１年
●検見崎聡美著・松生恒夫監修『万能旨味だれできれいになる１００レシピ』世界文化社　２０１３年
●丁　宗鐵『スパイス百科』丸善出版　２０１８年
●丁　宗鐵『病気にならない　朝カレー生活』中経出版　２００９年
●日本内科学会雑誌第１０４巻第1号　https://www.jstage.jst.go.jp/article/naika/104/1/104_66/_pdf

【著者プロフィール】

松生　恒夫（まついけ　つねお）

松生クリニック院長。

1955 年、東京都生まれ。東京慈恵会医科大学卒業。同大学第三病院内科助手、松島病院大腸肛門病センター診療部長などを経て、2004 年 1 月より現職。日本内科学会認定医、日本消化器内視鏡学会専門医・指導医、日本消化器病学会認定専門医。

大腸内視鏡検査や炎症性腸疾患の診断と治療、消化器疾患の食事療法などを得意とし、なるべく薬に頼らない便秘解消法としての食生活の指導などを行う。『「排便力」をつけて便秘を治す本』『腸の冷えを取ると病気は勝手に治る』（マキノ出版）など著書多数。

寿命を延ばす！ 腸を温める食事
——大腸の専門医が教える腸活の新常識——

2023 年　3 月　7 日　　第 1 版第 1 刷発行

著　者　　松　生　恒　夫

発行者　　高　橋　考
発行所　　三　和　書　籍

〒 112-0013　東京都文京区音羽 2 - 2 - 2
TEL 03-5395-4630　FAX 03-5395-4632
info@sanwa-co.com
https://www.sanwa-co.com/
印刷／製本　中央精版印刷株式会社

ISBN978-4-86251-500-1　C0077